卫生职业教育康复治疗技术专业教材

康复医学概论

主　编　杨　毅
副主编　于　靖
编　委（以姓氏笔画为序）
　　　　于　靖（天津医学高等专科学校）
　　　　孙百明（湖北职业技术学院）
　　　　刘四文（广东省工伤康复中心）
　　　　杨发明（宁波天一职业技术学院）
　　　　杨　毅（湖北职业技术学院）
　　　　胡　翔（湖北武汉工业学院）

復旦大學 出版社
www.fudanpress.com.cn

卫生职业教育康复治疗技术专业教材编写委员会名单

名誉主任 励建安

主　　任 卫芳盈

副 主 任 胡忠亚　李贻能

委　　员 张绍岚　王安民　朱红华　邢本香　刘梅花
　　　　　　高莉萍　杨　毅

Writes elucidation
编写说明

随着我国国民经济的发展和人民生活水平的不断提高，20世纪80年代初，康复医学引入我国，康复医学教育也随之逐渐发展。为了适应21世纪现代化建设和我国卫生事业改革与发展的需要，全国各地高等职业教育院校及卫生学校陆续开设了康复治疗技术专业，培养了一批批康复治疗技术专业的学生，在国内形成了一定的规模。为进一步提高康复治疗技术专业的教学质量，培养"理论够用，技能过硬"的康复治疗技术专业应用型人才，加强康复医学专业教材建设，全国卫生职业教育康复技术专业研究会聘请中国康复医学会康复教育专业委员会主任委员励建安教授为顾问，组织国内部分院校具有丰富教学经验的教师，编写出版了康复治疗技术专业目前急需的专业课教材，使康复治疗技术专业终于有了配套教材。

全国卫生职业教育康复技术专业研究会组织编写的卫生职业教育康复治疗技术专业教材共12本，将于2009年秋季出版。这套教材包括《功能解剖生理学》、《康复医学概论》、《康复功能评定学》、《物理治疗学》、《作业治疗学》、《言语治疗学》、《传统康复治疗学》、《假肢与矫形器技术》、《康复心理学》、《临床医学基础》、《临床疾病概要》、《临床康复学》。

教材内容全面、深入、新颖，具有较强的理论性和实用性，充分体现了教材"五性三基"的基本要求，即科学性、思想性、先进性、启发性和实用性，以及基本理论、基本知识和基本技能。这套教材适用于康复治疗技术专业的高等职业教育及中等职业教育，也可作为康复医学工作者的专业参考书。

由于编写时间仓促，因此难免出现不当之处，敬请指正，以便再版时修订。

这套教材的编写得到了全国卫生职业教育康复技术专业研究会各位领导和会员的大力支持，在此表示感谢！

全国卫生职业教育康复技术专业研究会
2009年3月

前言 *Foreword*

康复医学是以康复为目的的医学新领域,具有明确的特征、范畴、知识结构、专门的诊疗技术以及独立的理论体系。康复医学教育已经成为当代医学教育的重要组成部分。现代康复医学自20世纪80年代引入我国以来,作为一门新兴的学科,虽然在各级政府和社会组织的重视与支持下得到了快速发展,但与迅速增长的社会需求相比,仍存在较大差距,尤其是康复治疗专业人才的培养还远不能满足实际需要。近年来,国内各有关院校纷纷开设康复治疗技术专业,制定了专业教学计划,培养不同层次的康复治疗专业人才,目前康复治疗专业人才的培养已逐步向规范化发展,但目前针对康复治疗技术专业教学的规范化教材缺如,影响了人才培养的质量。

目前,国内高中等职业院校康复治疗技术专业教学的适用教材尚属空白,为填补这一空白,复旦大学出版社和全国卫生职业教育康复技术专业研究会组织康复专业教学人员编写了康复治疗技术专业用的系列教材。《康复医学概论》是该套教材之一,起着总纲的作用,是学习康复医学的入门教材。全书共设八章,分别介绍了康复和康复医学的概念、地位、作用、工作内容、服务方式、人员职责、流程、康复机构设置等。考虑到掌握康复医学专业理论的系统性,书中还开辟专门章节,较为详细地介绍了康复医学基础内容,包括残疾学、社区康复和人体发育学。

本教材主要供高等和中等职业院校康复治疗技术专业教学之用,也可作为康复治疗专业工作者及其他医疗卫生人员继续教育使用。在编写中力求突出职业院校学生实际动手能力培养的要求与特点,内容的组织以适度、够用为原则。文字的编排上,尊重职业教育规律,兼顾职业院校学生的认知特点,充分体现思想性、科学性、先进性、启发性和实用性,力求科学严谨、简明扼要、可理解性强和理论联系实际。

参加本教材编写的作者是国内多所职业院校的康复治疗专业教师和康复专科医院的康复医生,为此,他们都付出了辛勤的劳动。本教材的编写工作也得到了参编人员所在单位的大力支持,在此我们一并致谢。

目前,高职、中职教育的康复治疗技术专业教材建设尚处于探索阶段,本教材仅起抛砖引玉作用,还需要不断完善,加之时间仓促,编者水平所限,错漏之处在所难免,敬请批评指正。

编 者

2009年4月

目录

第一章 康复医学概述 ... 1
第一节 康复医学的基本概念 / 1
一、康复 / 1
二、康复医学 / 3
第二节 康复医学的发展 / 5
一、康复与康复医学的形成与发展 / 5
二、康复医学发展的动因 / 7
三、我国康复医学的发展与现状 / 8
第三节 康复医学的工作内容 / 11
一、康复预防 / 11
二、康复评定 / 11
三、康复治疗 / 12

第二章 残疾学 ... 17
第一节 基本概念 / 17
一、残疾 / 17
二、残疾人 / 18
第二节 致残原因 / 19
一、疾病 / 19
二、遗传因素 / 20
三、营养不良 / 20
四、意外事故 / 20
五、理化因素 / 20
六、社会心理因素 / 21
七、其他因素 / 21
第三节 残疾的分类与分级 / 21
一、国际残疾分类与分级 / 22
二、我国的残疾分类与分级 / 26
第四节 残疾评定 / 31
一、意义 / 31

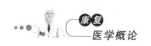

　　二、步骤 / 31
　　三、残疾评估报告 / 32
第五节　残疾的康复目标及基本对策 / 32
　　一、康复目标 / 32
　　二、基本对策 / 32
第六节　残疾预防 / 33
　　一、一级预防 / 33
　　二、二级预防 / 33
　　三、三级预防 / 33

第三章　康复医学的地位 36

第一节　康复医学在现代医学中的地位 / 36
　　一、健康的新概念 / 36
　　二、医学模式的转变与康复医学 / 37
　　三、康复医学工作的原则和特点 / 38
第二节　康复医学与其他医学的关系 / 39
　　一、康复医学与预防医学的关系 / 39
　　二、康复医学与临床医学的关系 / 40

第四章　康复医学的基本原则和服务方式 42

第一节　康复医学的基本原则 / 42
　　一、功能训练 / 42
　　二、早期同步 / 42
　　三、主动参与 / 42
　　四、全面康复 / 43
　　五、团队协作 / 43
　　六、回归社会 / 43
第二节　康复医学的基本服务方式 / 43
　　一、医疗机构康复 / 43
　　二、社区康复 / 43

第五章　康复医学机构 45

第一节　康复医学机构的组织形式 / 45
　　一、康复中心 / 45
　　二、康复门诊 / 46
　　三、综合性医院的康复医学科 / 46
　　四、疗养院 / 47
　　五、社区康复站 / 47
第二节　康复医疗常用设备 / 47

　　　　一、康复评定设备 / 47
　　　　二、康复治疗设备 / 48

第六章 康复医学专业人员及其工作方式 ... 51
第一节 康复医学专业人员的结构 / 51
　　　　一、国外康复医学专业人员的结构 / 51
　　　　二、我国康复医学专业人员的结构 / 52
第二节 康复医学专业人员职责 / 52
　　　　一、康复医师 / 52
　　　　二、康复护士 / 53
　　　　三、物理治疗师 / 53
　　　　四、作业治疗师 / 53
　　　　五、言语治疗师 / 54
　　　　六、心理治疗师 / 54
　　　　七、假肢与矫形器师 / 55
　　　　八、中医康复治疗师 / 55
　　　　九、文体治疗师 / 55
　　　　十、社会工作者 / 55
　　　　十一、职业咨询师 / 56
第三节 康复医学专业人员的工作方式与流程 / 56
　　　　一、康复医学专业人员的工作方式 / 56
　　　　二、康复医疗的工作流程 / 57
第四节 康复医疗常规 / 58
　　　　一、康复病历 / 58
　　　　二、康复治疗处方 / 65
　　　　三、康复治疗室工作常规 / 66

第七章 社区康复 ... 69
第一节 社区康复的基本概念 / 69
　　　　一、社区康复的定义 / 69
　　　　二、社区康复的目标与任务 / 71
　　　　三、社区康复的特点 / 71
　　　　四、社区康复的工作方法及内容 / 72
第二节 社区康复服务 / 79
　　　　一、社区康复的服务对象 / 79
　　　　二、社区康复的工作任务 / 81
　　　　三、社区康复的服务形式 / 81
第三节 社区康复训练与服务原则 / 82
　　　　一、常见伤、病、残者的社区康复 / 82

二、残疾儿童的社区康复 / 93
　　　三、老年人的社区康复 / 95
第四节　社区残疾预防 / 99
　　　一、社区残疾预防的重要性 / 99
　　　二、社区残疾预防的实施方略 / 100

第八章　人体发育学 104

第一节　人体发育学概述 / 104
　　　一、人体发育学的概念 / 104
　　　二、人体发育学的研究范围 / 105
　　　三、研究人体发育学的意义 / 105
　　　四、正常发育规律 / 106
　　　五、异常发育 / 111
第二节　发育评定 / 113
　　　一、体格发育评定 / 113
　　　二、运动发育评定 / 114
　　　三、神经心理发育评定 / 117
第三节　婴幼儿期发育 / 117
　　　一、生理发育特点 / 117
　　　二、运动功能的发育 / 117
　　　三、言语功能的发育 / 120
　　　四、认知功能的发育 / 122
　　　五、心理的发育 / 123
第四节　儿童及青春期发育 / 123
　　　一、学龄前期的发育 / 123
　　　二、学龄期的发育 / 125
　　　三、青春期的发育 / 127
第五节　成年期发育 / 129
　　　一、青年期的发育 / 129
　　　二、中年期的发育 / 130
　　　三、老年期的发育 / 131

主要参考文献 / 136

第一章 康复医学概述

学习目标

1. 掌握康复与康复医学的基本概念、内涵、服务形式。
2. 熟悉康复医学发展的动因、康复医学的工作内容。
3. 了解康复医学的发展历程与现状。

重点内容提示

康复、康复医学定义的理解；康复预防、康复评定、康复治疗的概念及内涵。

康复医学(rehabilitation medicine，RM)是以康复为目的的医学新领域，是具有明确的特征、范畴、知识结构和专门诊疗技术的一个独立的医学体系。自20世纪中期以来，康复医学在世界各国发展很快。现在，世界卫生组织(WHO)已将保健医学、预防医学、临床医学、康复医学确立为医学体系的四个部分。自20世纪80年代以来，康复医学在我国亦得到飞速发展，各级综合性医院均成立了康复医学科，康复专科医院也在全国各地应运而生。康复医学已经成为当代医学教育的重要组成部分。

第一节 康复医学的基本概念

一、康复

康复一词来自英文rehabilitation，意思是重新得到能力或适应正常生活的状态。在中世纪和近代，rehabilitation曾先后用于宗教和法律，指教徒和囚徒得到赦免重新获得教籍和重返社会。直至20世纪初，英美等国家才用于残疾人，将残疾人的医疗福利事业综合称为rehabilitation，其含义是使残疾者重新恢复身心功能、职业能力和参与社会生活的能力。

（一）定义

WHO将rehabilitation定义为："采取一切有效的措施，以减轻残疾带来的影响和使残疾人重返社会"。

根据以上定义理解认为，康复是综合、协调地应用医学的、教育的、职业的、社会的、工程的等各种手段,减少病伤残者身、心、社会功能障碍,以发挥其身体、解剖的最高潜能,使病伤残者能重返社会,提高生活质量。康复不仅要训练残疾人使之适应周围环境,也要调整残疾人的周围环境和社会条件以利于他们重返社会。

康复在不同的国家和地区译名不同,韩国译为再治,我国香港译为复康,我国台湾地区译为复健。我们不能简单地按康复两个汉字的字意习惯性将康复理解为病后的完全恢复至健康的过程,这有悖康复这一概念的内涵。

疾病经过治疗后能百分之百恢复的患者,不需要康复。只有经过治疗达不到百分之百的恢复,而遗留下各种功能障碍的患者才需要康复。应该说,没有残疾就不存在康复。

(二)对象

康复的对象是残疾人,即各种先天或后天的由疾病或损伤所造成的各种功能缺失和障碍,包括肢体、内脏、精神的功能障碍或受限,以致影响正常生活、学习、工作和社会生活的人。

(三)内容和领域

要使残疾人康复,绝非单纯依靠医学就能实现的。康复的内容既包括医学的部分,也有超出医学的内容。既然康复的措施是多样的,则其内容也涵盖不同的领域。

1. 医学康复(medical rehabilitation) 医学康复是指运用一切医学的方法和手段帮助残疾者减轻功能障碍,实现康复目标。其内容包括功能评定和康复治疗。医学康复的意义十分重要,是康复的基础和出发点,是实现康复目标的根本保证。医学康复的措施应尽早进行,抓住早期康复的时机,尽量减少各种继发性功能障碍。

2. 康复工程(rehabilitation engineering) 康复工程是指应用现代工程技术的原理和方法,对残疾者进行测量和评估,然后按照代偿或适应的原则设计和生产出能减轻他们残疾和改善他们独立生活能力的产品的现代工程技术。如通过假肢、矫形器、辅助工具,或通过环境改造的途径,代偿或重建残疾者的躯体功能。

3. 教育康复(educational rehabilitation) 教育康复主要是指对残疾人的特殊教育,如针对盲人的盲文教育,针对聋哑人的手语教育。另一方面,教育康复也包括对残疾者进行的普通教育及职业教育。通过教育与训练,提高功能障碍者相应的能力。

4. 职业康复(vocational rehabilitation) 职业康复是帮助残疾人重新就业所做的相关工作。包括对残疾后就业能力的评定、妥善选择能够充分发挥其潜能的合适职业,根据残疾者所能从事的职业进行就业前的训练,根据训练结果决定就业方式及安排残疾者就业,以及进行就业后的随访。以切实帮助他们能够适应和胜任一项工作,取得独立的经济能力,从而实现自立于社会,并能贡献于社会,使残疾者重塑自我价值。

5. 社会康复(social rehabilitation) 社会康复是协助残疾人解决经过医学康复、教育康复和职业康复后重返社会遇到的一切社会问题的工作。社会应对残疾人提供帮助,减少和消除不利于残疾人回归社会的各种社会障碍。社会康复与社会制度、经济发展水平及地域文化等密切相关。维护残疾人权利和尊严,改善生活和福利条件,充分参与社会生活,实现自身价值是社会康复的中心工作。

社会康复涉及面广,内容包括:①建立无障碍环境,包括道路和交通设施、公共建筑、住宅、学校、工厂等环境;②改善法律环境,维护和保障残疾人的合法权益,保障其人身安全和人的尊严不受侵犯,确立残疾人在社会中的平等地位和公正待遇;③改善经济环境,增加就业机会,保障残疾人在各种经济活动中的特殊照顾和经济补偿;④改善社会精神环境,加强社会文明建设,消除社会对残疾人的歧视,建立尊重、关心、帮助残疾人的良好社会风尚。

以上的多个康复工作领域在康复过程中所起的作用是不同的,对于不同的康复对象所采取的康复手段和介入的时间也是不同的。

(四)目标

康复是以提高残疾者的功能水平为中心,以提高他们的生活质量(the quality of life),让其最终回归社会(social integration)为目标。

残疾者功能障碍的情况和程度不同,康复的目标也应有所不一,即使障碍完全相同,也会因年龄、性别、体格等的不同而使康复目标有所差异。康复的目标应兼顾可能性与可行性。确切的康复目标是在全面康复评定的基础上制定的,既能充分发掘康复对象的全部潜能,又能通过各种努力达到客观目标。经过康复治疗达到了既定的目标,康复对象可以返回适当的生活环境,实现一定程度的社会回归。因此,准确客观地制定康复目标是康复治疗中最重要的一个环节。

(五)措施

康复措施包括医学的、工程的、教育的、职业的、社会的等一切可以利用的方法和技术。这些措施组成了康复的主要内容,构成了康复工作的领域。这些措施致力于帮助残疾人减轻身心社会功能障碍。

我国的现代康复虽然起步较晚,自20世纪80年代初引进了现代康复的概念以来,在政府和社会的高度重视下,已形成了较为规范的体系。但由于地域经济发展不平衡,康复事业的发展也存在地区差异。

二、康复医学

(一)定义

康复医学(rehabilitation medicine)是医学的一个重要分支,是研究和实施功能障碍的预防、评定和治疗,促进病伤残者功能恢复的医学学科。该学科具有相对独立的理论,以及相对独立的评定与治疗方法。其目标同样是减轻病伤残者的功能障碍程度,帮助他们回归社会,提高生活质量。

在国际上,仍使用"物理医学与康复"(physical medicine & rehabilitation)作为本学科名称。

(二)服务对象

康复医学的对象主要是由于疾病、损伤和老龄带来的功能障碍者和先天发育障碍者。这些功能障碍的发生与生理功能、社会、心理、职业等因素都有关系。

康复医学的具体对象应该是临床医学各学科中患病后遗留暂时性和永久性残疾的所有患者。患病后能够治愈而不导致功能障碍的患者仅属于临床医学的服务对象,而不属于康复医学的服务对象。

康复医学是以功能障碍的恢复为主导。WHO将功能障碍分为三类:器官水平的功能障碍(残损)、个体水平的功能障碍(残疾)、社会水平的功能障碍(残障)三个层次。对于不同层次的功能障碍,有不同的康复对策。

康复医学的对象分布很广,在康复医学发展的初期,是以骨科和神经系统的伤病为主,近年来对心脏病、肺部疾病的康复,以及癌症、慢性疼痛的康复,也逐渐展开。按照过去西方国家的康复传统,把精神病,感官(视、听)和智力障碍不列入康复医学的范围,分别由各科医师处理。随着康复概念更新及全面康复思想的传播,康复医学范围逐渐扩大,有与临床工作融合的趋势。康复医学的主要病种见表1-1。

表1-1 康复医学的主要病种

神经系统伤病	骨、关节肌肉伤病	心、肺疾病	其他
脑血管意外	颈肩痛	冠心病	听力及语言障碍
脊髓损伤	腰腿痛	高血压病	视力障碍
儿童脑性瘫痪	关节炎与关节病	周围血管疾病	智力障碍
脊髓灰质炎后遗症	骨折后	慢性阻塞性肺疾病	精神疾病
周围神经疾病和损伤	骨关节手术后		烧伤
颅脑损伤	瘫肢、断肢再植术后		癌症
帕金森病	手外伤		糖尿病
	肌营养不良		肥胖

(三)知识构成

康复医学是一门综合性的医学学科。它的知识内容由康复基础学、残疾学、康复评定学和康复治疗学四部分构成。

康复基础学的主要内容包括:人体发育学、运动学、运动生理学、神经生理学、神经病理学、功能恢复机制学等。

残疾学的内容包括:运动系统残疾学、神经系统残疾学、心理精神残疾学、呼吸循环系统残疾学、功能障碍学等。

康复评定学的内容包括:躯体功能评定、语言听力功能评定、心理功能评定、职业能力评定和社会功能评定、功能结局评定等。

康复治疗学的内容包括:物理治疗学、作业治疗学、语言治疗学、心理治疗学、传统康复治疗学、康复护理学、康复工程学、职业咨询和社会服务等。

(四)基本思想

康复医学着眼于病伤残者的功能障碍,在伤病的不同时期均可发生。为避免发生或减轻功能障碍,康复手段介入的时间越早越好,不仅在功能障碍出现以后,而且应该在功能障碍出现之前,预防残疾的发生(此为康复预防)。这是一个很重要的医学观念,也是一个重要的康复医疗思想。此项工作进行得好,可以有效地减少残疾发生的数量与程度。

康复医学注重整体康复,所采取的康复措施具有多学科性、广泛性、社会性,充分体现生物、心理、社会的医学模式。针对不同的功能障碍,康复医学的对策也有所不同。对于形态学的功能障碍要促进功能的恢复;对并发症、继发症要进行预防和治疗;对组织器官的功能障碍,要使其修复;对于个体水平的能力障碍,要采取适应和代偿的措施,如对于肢体残缺者,为发挥其残存肢体的功能,可利用辅助器具来提高其能力,也可配备矫形器、假肢、轮椅来代偿其功能;对于社会水平的功能障碍者,则需要改善家庭、单位、社区环境,改造公共设施,使之能方便地活动;对老年人要使他们过有意义的生活,老有所为。

21世纪的康复医学不仅注重功能恢复或重建所采取的康复措施,还必须重视对引起功能改变的病理变化进行干预,使其逆转或终止,从而提高康复医学的效果,这是社会与患者的更高的需要。

(五)康复医学与临床医学

在医学体系中,临床医学与康复医学关系密切,既互相联系,又有显著区别。康复医学既不是临床医学的延续,也不是临床医疗的重复。深入地认识康复医学与临床医学的相互关系,对于医疗实践有重要的指导意义。

康复医学与临床医学在病程的时间上、治疗措施上以及实施的人员上往往是相互渗透的。临床医学为康复医学的建立和发展提供了基础,康复医疗也贯穿于临床医疗的过程中。在伤病发生之前应介入康复预防措施,防止功能障碍的发生;在伤病发生之后的临床治疗早期介入康复措施,可加快伤病的恢复,避免功能障碍的发生;在伤病恢复后期介入康复措施,可避免或减轻功能障碍的发生;在功能障碍出现之后加强康复措施,可最大限度地恢复功能。

在患者的全面康复中,临床医师的作用非常重要。作为一名临床医师,应该负有康复的责任,具备康复的观念:①不仅为在院的病人负责,还应为病人离院后负责;②运用康复医学的观点进行医学思维,把康复的内容作为医疗措施的一个组成部分;③临床治疗阶段正是康复工作最有利、最有效的时期,康复工作应尽早进行;④临床医师是防止伤病产生残疾进行康复预防的组织者和执行者。

另一方面,康复医学与临床医学又存在明显区别。体现在两者的针对对象、目的、方法以及实施人员上。临床医学以疾病为主导,以治愈疾病为目的,康复医学则是以恢复功能为主导;临床医学延长生命,康复医学提高生存质量;临床医学常用药物、手术等方法,康复医学常用理学、作业、器具代偿等方法。

第二节 康复医学的发展

一、康复与康复医学的形成与发展

康复与康复医学的形成与发展经历了漫长的历史。大致可分为四个时期。

(一)史前期(1910年以前)

公元前,人们就利用温泉、阳光、磁石等自然因子,用健身等训练方法治疗慢性疾病。我国古代就有应用按摩、针灸、热浴、气功、五禽戏等方法治疗肌肉萎缩、关节强直等功能障碍的记载。在欧美古代也有应用体操、运动、按摩、水浴、文娱等疗法治疗功能障碍性疾病的记载。古代甚至有应用假肢和支具的记载。19世纪末,电、光、磁、热等物理因子逐步用于医疗,加上体疗和按摩,形成了物理疗法的雏形。这些都是现代康复的基础。

在20世纪初,现代康复治疗技术迅速发展,运动疗法、作业疗法、电光疗法逐步形成。聋哑人及盲人的特殊教育、残疾人的职业培训、精神障碍的心理治疗、对残疾者的社会服务也已逐步开展,但此阶段的治疗对象比较单一。

(二) 形成期(1910~1946)

从1910年开始,康复一词正式应用于残疾人,康复机构纷纷建立,为残疾人制定了法律,保障残疾人的福利和就业。尤其是两次世界大战遗留了大量的战伤、截肢、脊髓和周围神经损伤的伤残者,加上20~30年代脊髓灰质炎的流行,医学上功能障碍问题日益突出,促进了康复医学概念的形成与完善。在康复评定方面,出现了手法肌力检查、电诊断、言语功能评定等方法;在康复治疗方面,出现了增强肌力的运动疗法,代偿和矫正肢体功能的假肢和矫形器、超声治疗、言语治疗、文娱治疗等方法。

1917年,美国陆军成立了身体功能重建部和康复部,这成为世界上最早的康复机构。1942年,在美国纽约召开的全美康复会上给康复下了第一个著名的定义:"康复就是使残疾者最大限度地恢复其身体的、精神的、社会的、职业的和经济的能力。"

此阶段,康复医学面对的主要病种有骨折、截肢、脊髓损伤、脊髓灰质炎后遗症、周围神经损伤、脑卒中后偏瘫、小儿脑瘫等。

(三) 确立期(1947~1970)

在此期间,慢性病人相对增多,老年病相应增多,以及工伤、交通事故增多,病伤残者要求加快恢复,改善功能以提高生活质量,这使得社会对康复医学的需求大大增加,客观的需要促进了康复医学事业的发展。第二次世界大战后,被尊为美国康复医学之父的 Howard A. Rusk 教授等积极推动康复医学的发展,提出了康复医学的系统理论、原理和特有的方法,使之成为医学领域中一门独立的学科。康复医学观念和原则逐步为医学界所认识。

战后,美英都把战时取得的康复经验运用到和平时期,许多康复中心、综合医院的康复医学科纷纷设立,并大力推行康复医学治疗。1949年,美国物理医学会改名为美国物理医学与康复学会。1950年,国际物理医学与康复学会成立。1969年,国际康复医学会(IRMA)成立。1958年,Rusk 主编出版了康复医学专业第一部权威性著作《康复医学》,其内容包括康复医学的基本理论、康复评定方法、各种康复治疗技术,以及各种常见伤病的康复治疗。这些都标志着康复医学的成熟,并得到世界的公认。

在这一时期的特点是康复医学的概念得以确立,康复医学成为医学领域中一门独立的学科。

(四) 发展期(1970年以后)

1970年以后,康复医学在医疗、教育和科研方面都有了较快的发展。在医疗方面,一些发达国家的康复病床、康复医生和康复治疗专业人员的数量都已具有一定的规模,不少康复中心和康复科因作出了显著成就而闻名于世。如由 Howard A. Rusk 教授建立的美国纽约大学康复医学研究所(IRM),还有著名的世界物理医学之父 Krusen 和著名专家 Kottke 创建的美国明尼苏达大学物理医学与康复科,以及在英国著名治疗师 Bobath 领导的脑瘫中心等。这些都是世界著名的康复医学中心和康复专业人才培训的基地。

在教学和科研方面,此期间各国已有较成熟的毕业前和毕业后康复专业培训方案。国际康复医学会于1976年发表了《教育与培训》白皮书,其后三次进行了修订。在康复治疗技术人员培养方面,各相关治疗师学会均提出了相应的专业人员培训标准、制度以及培训机构;一些国家和非政府性的国际专业学术组织大力推行康复医学的交流与合作,并加强康复技术研究和开发。这些都证明了康复医学作为一门成熟的学科所显示的水平和影响,以及在学术上和技术上所取得的进步。

在这一时期,康复医学学科体系已较完整地确立起来,康复医学的分科已经形成。

基于社会发展和经济水平的提高,人类对康复医学的需求不断增加,康复医学服务也已成为不少国家的基本医疗服务内容之一。随着计算机、工程学等各相关学科的不断渗透与融合,也必将促进康复医学技术的进一步发展。康复医学的将来也必定更加辉煌。

二、康复医学发展的动因

任何医学学科的发展,都是人类社会需要和医学科学进步的结果。康复医学之所以能在近几十年来得到迅速发展同样也是如此。

(一) 现代临床医学发展的必然结果

在现代临床医学水平不断提高的今天,各种传染病已基本得到控制,过去致死率较高的疾病如脑血管意外、心肌梗死、癌症和创伤等的死亡率比以前降低,相当一部分患者能够存活下来,造成慢性病患者、残疾人、老年患者增多,这些患者都或多或少遗留了运动、认知、言语、社交、心理、疼痛等方面的功能障碍而造成生活无法自理,生活质量严重降低。为改善这些功能障碍,提高他们的生活质量,需要康复医学措施也就是应用物理治疗、作业治疗、语言治疗、心理治疗、康复工程等方法和技术来帮助患者,让他们较好地生存。这一需求促使了康复医学的发展便成为必然。

事实证明,康复医学能明显降低死亡率和提高生存质量。如心肌梗死患者中,参加康复治疗者的死亡率比不参加者低36.8%。在脑血管意外存活的患者中,进行积极的康复治疗,可使90%的患者能重新步行和自理生活,30%的患者能恢复一些较轻的工作。相反,不进行康复治疗,上述两方面恢复的百分率只有6%和5%,而在死亡率上却会增加12%。在癌症方面,据统计在目前不可治愈的患者(约占60%)中有60%可以存活15年之久,这些患者或有沉重的思想负担,或需另选职业,或因遗留的慢性疼痛,或身体衰竭而受到折磨。所有这些都需要给予积极的康复措施来解决。在创伤方面,以截瘫为例,患者因残障而成为社会和家庭的负担,由于采取了积极的康复治疗,使80%以上的患者能重返工作和学习。这是康复医学能日益受到社会重视的原因之一。

(二) 工业、交通及文体活动日益发达

工业与交通日益发达以后,工伤和车祸致残的人数比以往增多。这部分残疾人迫切需要积极的康复治疗,使他们残而不废。另外随着经济和生活水平的提高,文体活动势必蓬勃发展,杂技、体操、跳水、赛车、摔跤等难度较高或危险性大的文体活动,无论在训练和竞赛过程中,每时每刻都有受伤致残的危险,由于这类原因造成残疾损伤的患者,同样需要康复医学来减轻他们受损的功能,使他们重返社会,或使他们残而不废。

(三) 应付巨大自然灾害和战争

目前人类还不能完全控制自然灾害和避免战争,地震、水火灾害和战争都造成了大量残

疾人。对于这些伤残人，进行积极的康复治疗和不进行康复治疗，其结局大不一样。这也是康复医学发展的主要动因之一。

（四）人均寿命延长

随着生活及医疗水平的提高，人类的平均寿命在延长，老年人的比重明显增多（不少国家均进入到老龄社会）。60%的老年人患有多种老年病或慢性病，迫切需要进行康复医疗，近年来老年康复问题日益突出，这也使得康复医学的重要性更为突出。

（五）科学技术的发展

康复医学技术是涉及多专业、多领域的综合性医学学科。随着社会的进步、科技的发展和研究方法的改善，为康复医学的发展与创新提供了技术支持。

当前，随着计算机技术、影像技术、分子生物学技术、工程技术、自动化技术、材料技术等专业和领域的快速发展与应用，使得康复医学的评定与治疗手段更为先进并呈现多样化，治疗效益也日益提高。

如计算机技术的应用，为康复医学研究中的数据处理提供了便捷、高效的帮助，同时还为计算机断层扫描（CT）、磁共振显像（MRI）等非创伤性神经影像学检查、躯体功能的评定及康复治疗提供了技术平台；分子生物学技术的发展，为康复医学基础研究的深入开展，如脑血管病康复中大脑的可塑性研究等奠定了科学的理论基础；工程技术、自动化技术、材料科学与现代康复医学的结合促进了康复工程的发展，如截瘫患者可以借助计算机辅助的功能性电刺激装置完成"行走"，应用特殊材料的人工关节置换后通过康复训练可以恢复下肢的运动功能，现代肌电假肢几乎可以完全模拟和替代正常肢体功能。

（六）社会经济文化水平的提高

人们的需求是从低向高逐步增加的。最基本的是生理需求；其次是安全需求；然后是爱和归属的需求、尊敬的需求；最后是自我实现的需求。在现代社会经济发展、文化科学提高的条件下，人们从治病保命的水平逐渐提高了要求，把过上有意义、有质量的生活作为需求目标。所以，以改善和提高残疾者生活质量为宗旨的康复医学伴随着经济发展、文化科学的提高而成为人类社会的共同需求。

各国政府对人民健康重视程度的逐步增加，伴随着人类社会生产力的不断提高、社会财富日益增多，使得医疗投入的日益增加成为可能。社会保障体系正在逐渐完善，各种医疗保险制度也日益健全和得以实施。从世界范围来看，越是发达国家，其医疗保障体制越是完善，政府和社会对医疗的投入越多。如美国国民的医疗费用开支占GDP的比例高达16%，包括医疗保健在内的社会保障项目已经成为美国政府第二大财政支出项目，规模仅次于军费开支。近年来，随着我国经济总量的逐年增加，政府投入医疗的费用增幅也在逐年加大。这些都间接地促进了康复医学的发展。

三、我国康复医学的发展与现状

我国现代康复医学事业的发展较晚，于20世纪80年代初才引进了现代康复医学，但在我国政府和卫生部门的重视之下，广泛吸取国际之间现代康复的技术和系统理论，已取得飞跃发展和显著成就，逐步建立起具有中国特色的康复医学体系。20多年来，我国完成了康复立法，制定了有关的政策、法令，康复医学已成为独立的学科。全国建立了各级康复医疗机构,开展了康复医疗,康复医学教育和康复医学研究工作也蓬勃发展,建立了康复医学机构和专业人员管理体系,成立了康复学术组织,促进了学术交流。不仅开展了全面康复医疗,也开展了专科康复医疗,社区康复也逐步开展,形成了分级服务体系。

（一）康复医学的制度与政策建设

我国自从20世纪80年代初以来,出台了一系列关于康复医学的制度与政策。

1982年初,卫生部提出选择若干综合医院和疗养院试办康复医疗机构,通过试点逐步推广;1984年,卫生部再次强调各级卫生部门要重视和支持康复医学工作。

1989年12月卫生部颁发的《医院分级管理草案（试行）》中规定,各级医院均要负责康复服务的任务,包括医院康复和社区康复两个方面,并且规定二、三级医院必须设立康复医学科,属一级临床科室。还具体规定了二、三级医院康复医学科的设置标准和康复人员的配备要求、一级综合医院能为社区提供康复服务,设立康复门诊、站或点。

1990年12月我国七届人大常委会第十七次会议通过了《中华人民共和国残疾人保障法》,该法对于设置康复医疗机构、培养康复专业人才等都做出了明确的规定。

1991年7月卫生部、民政部、中国残疾人联合会联合颁布了"康复医学事业'八五'规划要点",提出了"八五"期间康复医学事业发展的基本任务和目标。从我国的国情出发,积极培养康复医学各类专业人员,初步形成一支经过较为系统训练的、多学科相配套的康复医学队伍,充分发挥城乡医疗网的作用,整顿、充实、提高现有康复医疗机构。

1996年8月国家颁布了《中华人民共和国老年人权益保障法》,其中对于设置老年人康复设施等也做了规定。

1997年颁发的《关于卫生改革与发展的决定》,再次强调要"积极发展社区卫生服务"、"积极开展残疾人康复工作"。

2001年九届人大第四次会议批准的《中华人民共和国国民经济和社会发展第十个五年计划纲要》重申"发展康复医疗"的决策。

2002年8月国务院办公厅转发了卫生部、民政部、财政部、公安部、教育部和中国残疾人联合会六个部委《关于进一步加强残疾人康复工作的意见》（意见）,明确提出了残疾人康复工作的总体目标、指导方针、基本原则和加强残疾人康复工作的主要措施。《意见》要求到2005年在城市和中等以上发达地区的农村,有需求的残疾人70%得到康复服务;在经济欠发达地区的农村达到50%;到2010年,在城市和中等以上发达地区的农村,有需求的残疾人普遍得到康复服务,欠发达地区的农村达到70%以上;到2015年,实现残疾人"人人享有康复服务"。

国家的立法和政府有关部门政策的出台,为我国康复医学事业的发展指明了方向,提供了制度保障,也激励了康复医务工作者的积极性,促使我国康复医学事业得到了更快的发展。

（二）康复医疗机构网的建设

从20世纪80年代起,我国各省份各地区陆续建立了不少康复中心、康复医院、康复门诊和荣军康复医院,向病伤残者提供康复服务。在90年代初,为落实"八五"规划纲要和综合医院分级管理的实施,各二、三级综合医院都设立了康复医学科和康复门诊,并在近年里向一级医院扩展;许多疗养院改为康复医院;各地残联也纷纷建立康复站、点开展残疾人康

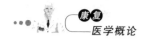

复服务。与此同时,还成立了许多专科康复医院、中心、门诊等机构。

我国自20世纪80年代后期开始在一些省、市和自治区进行社区康复试点,近年来,社区康复机构发展也加快了速度,不少地区的街道、乡村卫生室(所)开展了社区康复工作。有些地区的残联系统直接的在社区开设专门的康复医疗服务机构。社区康复可以充分利用和发挥社区基层的人力、物力等资源,既便于开展康复预防工作,又便于群众就近就医和康复,同时可减轻社会各方面的经济负担,所以受到普遍的欢迎。在大力推进社区康复建设的同时,也积极将康复服务延伸到残疾患者的家庭,由患者家属帮助患者进行康复活动。

当前,伴随着我国的三级预防医疗保健网的建设与形成,由康复中心、综合医院和疗养院中设立的康复医学科以及社区康复站、点,共同组成了我国独有的康复医疗机构体系和网络,为落实到2015年在全国范围内实现残疾人"人人享有康复服务"的宏伟目标奠定了基础。

(三)康复医学教育、培训及其研究工作

人才的培养是学科发展的关键。我国自20世纪80年代初引进现代康复医学以来,积极地进行康复医学专业人才的培养,取得了显著成效。

自1984年卫生部要求全国高等医学院校开设康复医学课程以来,我国康复医学专业人才培养经过了从短期培训到学历教育,从摸索培养到规范教育的发展历程。

最初的康复医学教育从短期的培训起步,学习时间从1个月至1年不等。最有代表性的是卫生部与WHO香港康复合作中心合办的"WHO康复医师培训班",该班委托原同济医科大学承办,共办七届,学员来自全国各地,大多数学员回原单位后,积极开展康复医学工作,已成为国内康复医学事业的重要成员,有力地促进了我国康复事业的发展。

自20世纪90年代初,国内开始出现中专、大学专科、本科、硕士及博士多个层次的康复治疗等多个专业的康复医学教育,如原中山医科大学、南京医科大学、安徽医科大学等院校开设的五年制本科及三年制大专康复治疗专业,一些中专卫校开办的中专层次康复医士专业等。但由于时代背景的原因,这些专业教育尚缺乏统一规范的标准,与国际规范尚存在较大差距。

2000年以后,康复治疗专业开始纳入国家全日制高等教育计划,开始有了不同层次康复治疗教育统一的教学计划、教学大纲和教材;有关部门和组织制订了康复治疗技术岗位的任务要求,并对未来10年我国康复治疗技术人才需求情况进行了预测,还提出了本科康复治疗专业教育设置条件以及康复治疗专业技术人才准入标准等。国家卫生专业技术资格考试也开设了康复治疗技术专业的专业技术资格考试。

我国的康复专业人员在开展应用技术方面的研究也取得了一大批科研成果。近年来该领域的研究已逐步向基础研究深层次发展,并且已取得了令人瞩目的成就。特别是积极地开展中西医结合的康复医学研究,使中国康复医学在世界康复医学界占有特殊的地位。

由于康复医学是新兴的医学学科,尤其是在我国康复医学事业起步较晚,至今只有20余年时间,过去没有现成的专业人才,人才培养的周期又相对较长,加之近年来各级各类康复中心、康复医院以及综合医院的康复医学科在全国各地纷纷建立,机构的发展速度高于人才的培养,所以康复医学专业人才在我国仍然严重不足,与康复医疗机构的发展形成明显反差。

据调查,我国现有康复治疗师5 600多人,对于我们这样一个拥有13亿人口和6千多万残疾人的大国,康复治疗师的拥有率只有平均0.4名/10万人口,而发达国家这一数字已经达到30~70名/10万人口,参照这一比例测算,我国康复治疗专业人员的需求量至少为30万~40万人。按照卫生部的标准,康复医师与康复治疗师人数的比例要求达到1:2(西方发达国家达到了1:5~1:10)。并且我国的现状是康复医师多,康复治疗师少,比例失调。大部分康复机构现有的治疗师也未严格进行分科或细分专业,阻碍了康复医疗发展的深入和质量的提高。由于我国康复专业人员少,许多康复科的医生均从其他专业的临床医生转科而来,他们临床经验虽然丰富,但康复专业知识不足,需要经过康复专业人员必备的专科训练。这些,都给我国当前的康复医学专业人才培养提出了更高的要求。

(四)康复学术组织的建立及专业著作、期刊的出版

1983年,卫生部批准成立了"中国康复医学会(CARM)",这是我国第一个康复医学专业学术团体,该学会目前已有康复医学教育、康复治疗等21个二级专业委员会,26个省、市、自治区也建立了省级的康复医学会。

1985年,"中华理疗学会"更名为"中华物理医学与康复学学会";

1986年,中国残疾人联合会成立了"中国残疾人康复学会",并下设了14个康复专业委员会;

1988年,民政部成立了"全国民政系统康复医学研究会"。

多年来,这些康复医学专业学术组织在康复医学的深入与推广、技术研究、康复医学教育等方面做了大量的工作,是我国康复医学事业发展的重要推动力量。

国内各康复学术与科研机构,以及国内知名专家主持编纂了不少专业著作和专业期刊。

1984年出版了《康复医学》,是我国第一部康复医学的专著;此后又出版了大型综合性康复医学专著如《中国康复医学》、《中国康复理论与实践》、《实用康复医学》等,还有专科性康复医学专著如《偏瘫的现代评价与治疗》、《康复评定》、《现代康复护理》等。

1986年《中国康复医学杂志》创刊;随后又有《中国康复理论与实践》、《中国临床康复》、《中华物理医学与康复》、《中国康复》、《中国心血管康复医学》等专业期刊相继创刊。

第三节 康复医学的工作内容

康复医学是一门独立的学科,有着它特定的理论体系和工作内容。康复医学的主要对象是有功能障碍的残疾人,康复医学的工作也是围绕残疾人开展的。其具体的内容包括康复预防(残疾预防)、康复评定、康复治疗等。

一、康复预防

康复预防即残疾预防,是指在不同层次的残疾发生前后采取相应措施,防止残疾的发生或减轻功能障碍的程度。康复预防可分为三级预防,具体见第二章第六节"残疾预防"。

二、康复评定

康复评定是指用客观、量化的方法对病、伤、残者的功能障碍的种类、性质、部位、范围、严重程度以及预后进行客观、定性和定量的描述,是为确定康复目标而对所有必要的资料进

行收集和分析的过程。康复评定是康复医学的重要组成部分,是实现康复目标和实施康复治疗的基础和前提。

康复评定不仅要明确疾病的病因和诊断,而且要准确客观地评定功能障碍的原因、性质、部位、范围、严重程度、发展趋势、预后和转归,还要分析因障碍所造成的后果对日常生活和社会活动的影响,仔细地分析和找出病伤残者重返家庭和社会的阻碍因素。在准确把握基本情况的基础上,根据康复治疗解决这些问题的可能性及其充分发挥病人的潜能,来设定合理可行的康复目标。

康复评定的主要内容包括:

(1) 躯体功能评定,如肌力评定、关节活动范围评定、感觉评定、痉挛与弛缓性麻痹的评定、反射评定、平衡与协调评定、步态分析、上下肢功能评定、日常生活活动能力评定、心肺功能评定等;

(2) 精神心理功能评定,如认知功能评定、知觉评定、智力评定、人格评定、情绪评定等;

(3) 语言功能评定,如语言功能障碍筛选、失语症的评定、构音障碍的评定、语言发育迟缓的评定等;

(4) 社会功能评定,如社会生活能力评定、就业能力评定、生存质量评定等;

(5) 神经肌肉电诊断技术,如肌电图、神经传导速度测定、诱发电位检查等;

(6) 特殊功能评定,如压疮、疼痛、二便和性功能评定等;

(7) 功能结局与残疾的评定;

(8) 环境评定;

(9) 职业康复评定。

经过康复评定,明确康复目标之后,即可制定在功能恢复的不同阶段所采取的康复治疗方案和重点。康复评定至少在治疗的前、中、后期各进行一次,中期评定可进行多次,根据每次评定的结果,对前一段康复治疗的效果做出客观评价,制定、修改下一步的康复治疗计划。可以说康复治疗的各个阶段始于评定、终止于评定。

康复评定的具体操作方法包括使用特定仪器,或使用评分量表、问卷调查表等。

三、康复治疗

康复治疗是康复医学的主要内容,是使病、伤、残者身心功能恢复的重要手段。康复治疗是以病人身心功能障碍的康复为治疗目标,实施过程中往往是根据康复评定所明确的功能障碍及其程度制定康复目标和设计治疗方案,然后综合协调地运用各种治疗手段来完成治疗。康复治疗中常用的治疗方法有以下几种。

(一) 物理疗法

物理疗法(physical therapy,PT)包括运动疗法和物理因子疗法。

1. **运动疗法** 是指针对患者的功能障碍状况,通过徒手或借助器械让患者进行的各种改善功能的运动方法,包括体位变换、姿势改善、关节活动度和肌力的维持与增强、改善或增强运动的协调性、改善机体平衡的运动训练等,这些都能有效的、有针对性的、循序渐进地恢复丧失的或改善减弱的运动功能,同时可以预防和治疗肌肉萎缩、关节僵直、骨质疏松、局部或全身畸形等并发症,还能将不正常的运动模式转变为正常或接近正常的运动模式,增强对肢体运动的控制能力及运动耐力,改善运动协调性和平衡等。

2. 物理因子疗法 简称理疗,是指利用电、光、声、磁、冷、热、力等物理因子进行治疗的方法。这些物理治疗对减轻炎症、缓解疼痛、改善肌肉瘫痪、抑制痉挛、防止瘢痕的产生以及促进局部血液循环等均有较好效果。

从事物理疗法的康复治疗技术人员称为物理治疗师(士)。

(二) 作业疗法

作业疗法(occupational therapy,OT)是指针对患者的功能障碍,有目的地选择一些日常生活活动、职业劳动、文体活动和认知活动作业进行训练,以缓解症状,改善功能,增强患者适应环境、参与社会活动能力的治疗方法。作业治疗的内容包括:功能性作业治疗、日常生活活动训练、心理作业治疗、就业前评定和训练等。如在日常生活方面选择进食、梳洗、穿衣、从床上转移到轮椅上等活动;在职业劳动方面选择木工、纺织、刺绣、工艺品制作等;在文体方面选择七巧板、书法绘画、棋类等。对活动困难的患者,还要为他们制作自助器具;对装配假肢、矫形器、轮椅的患者,要训练他们学会使用;对于有心理和认知能力障碍的患者,要对他们进行心理辅导和提高认知的作业训练。

具体的作业治疗训练项目应根据患者的性别、年龄、兴趣、原来的职业和障碍的情况进行选择。

从事作业疗法的康复治疗技术人员称为作业治疗师(士)。

(三) 语言治疗

语言治疗(speech therapy,ST)是对脑外伤、脑卒中后、小儿脑瘫、先天性缺陷等引起的语言交流障碍的患者进行言语功能评定和矫治的方法。常见的语言障碍有:听觉障碍、语言发音迟缓、失语症、言语失用、构音障碍和口吃,鉴别言语或语言障碍的类型,给予针对性的练习,如发音器官和构音结构练习、单音刺激、物品命名练习、读字练习、情景会话练习等方法,以恢复或改善患者的言语交流能力。

对于经过系统语言治疗仍难以恢复言语交流能力的患者,可对其进行言语代偿交流方法的训练,如交流板、交流册和电脑等以增强交流能力。

近年来,因神经系统损伤后导致的吞咽功能障碍的康复评定和康复治疗也纳入到语言治疗中。

从事语言治疗的康复治疗人员称为语言治疗师(士)。

(四) 心理治疗

多数身有残疾的病人常因心理创伤而存在异常心理状态,且异常的心理状态会影响康复的过程与结果。心理治疗(psychological therapy)是通过观察、谈话、实验和心理测验(性格、智力、意欲、人格、神经心理和心理适应能力等)对患者进行心理学评价、心理咨询和心理治疗的方法。常用的心理治疗包括精神支持疗法、暗示疗法、催眠疗法、行为疗法、脱敏疗法、松弛疗法、音乐疗法和心理咨询等,通过心理治疗,让患者以积极、主动的心态参与康复治疗、家庭和社会生活。

从事心理疗法的康复治疗人员称为心理治疗师(士)。

(五) 文体治疗

体育和文娱活动不但可以增强肌力和耐力,而且能改善平衡和运动协调能力,还可增强自信心,患者选择一些力所能及的文体活动进行功能训练,让患者在娱乐和竞争中得到功能恢复。

从事文体治疗(recreation therapy,RT)的康复治疗人员称为文体治疗师(士)。

（六）中国传统康复治疗

中国传统康复治疗(traditional Chinese medicine,TCM)措施包括中药、针灸、推拿按摩、气功、武术、五禽戏、八段锦等治疗手段,以中医的理论为依据,将上述方法合理地应用于康复治疗中,在调整机体整体功能、疼痛处理与控制、身体平衡和协调功能改善,以及运动养生和饮食养生等方面具有独特的作用,从而促进功能康复。

从事中医康复治疗的人员称为中医康复医师或技师(士)。

（七）康复工程

康复工程(rehabilitation engineering,RE;P & O)是应用现代工程学的原理和方法,为残疾人设计与制作假肢、矫形器、自助具和进行无障碍环境的改造等,最大限度地恢复、代偿或重建患者的功能,为回归社会创造条件,它是重要的康复手段之一。康复工程的内容主要包括假肢、矫形器等功能代偿用品、功能重建用品、装饰性假器官等的设计与制作、无障碍建筑的设计等。

从事康复工程工作的人员称为康复工程师、假肢师、矫形师及假肢矫形师(士)。

（八）康复护理

在整个康复医疗过程中,患者更多的时间是处在康复病房中,康复护理(rehabilitation nursing,RN)正是在以病房为主要康复环境中进行的康复治疗手段,所以康复护理尤为重要。

康复护理不同于治疗护理,除治疗护理手段外,还采用与日常生活活动有关的物理疗法、运动疗法、作业疗法,进行康复预防和提高残疾患者的生活自理能力,如在病房中训练患者利用自助具进食、穿衣、梳洗、排泄,做关节的主动、被动活动等,其突出的特点是千方百计地使残疾人从被动地接受他人的护理转变为自我护理。

康复护理是实施早期康复的主要组成部分,也是决定患者康复成功与否的关键组成部分。其中,康复护理人员起着重要作用,他(她)们应该理解和熟悉康复治疗的理念、内容和技能,并使之渗透到整体的护理工作中,使康复的观念和基本技术成为整体护理工作的一部分。

康复护理人员是康复对象的照顾者、早期康复的执行者、将康复治疗转移到日常生活中的督促者、对患者存在问题的协调者和健康教育者。

从事康复护理工作的康复护理人员称为康复护师(士)。

（九）社会康复服务

社会康复服务(social rehabilitation work,SW)是一项为残疾人的社会需求提供服务的工作。社会康复服务人员首先应该对患者的生活理想、家庭成员构成情况和相互关系、社会背景、家庭经济情况、住房情况、社区环境等进行了解和评估,然后协调好残疾者与社会的相互适应。如患者住院期间帮助患者尽快熟悉和适应环境,帮助患者正确对待现实和将来,树立生活理想,与家人一道向社会福利、服务、保险和救济部门求得帮助;在治疗期间协调患者与康复各专业成员的关系;在出院后进行随访,帮助他们与社会有关部门联系解决困难。

从事社会服务的康复服务人员称为社会工作者。

（十）职业康复治疗

通过对病人致残前的职业专长、职业兴趣、工作习惯、作业速度、工作技能、身心功能状况、就业潜力及职业适应能力做出综合性分析与评估，帮助其选择能发挥潜能的职业项目，对适宜就业者提出建议，对需要进行就业者帮助其进行就业前适应性训练，为回归社会打下基础。

思 考 题

一、选择题

1. 下列关于康复的内涵错误的是（ ）
   A．康复的对象包括急性期有功能障碍的患者
   B．康复的措施是多方面的
   C．康复的目标是重返社会
   D．康复需要残疾人适应周围环境，也要改造周围环境
   E．康复仅仅侧重躯体上的功能障碍

2. 康复措施不包括（ ）
   A．医疗康复　　B．教育康复　　C．职业康复　　D．社会康复
   E．宗教康复

3. 康复的对象最主要是指（ ）
   A．急症患者　　B．病情稳定者　　C．病愈后的患者　　D．功能障碍者
   E．慢性病患者

4. 康复的最终目标不包括（ ）
   A．疾病痊愈出院　　B．功能恢复　　C．提高生活质量　　D．重获就业
   E．回归家庭和社会

5. 下列哪项不符合医疗康复的内涵（ ）
   A．心理治疗　　B．言语治疗　　C．环境改造　　D．理疗
   E．日常生活活动训练

6. 下列哪项不符合康复功能评定的内涵（ ）
   A．以临床检查为基础
   B．对患者的身体状况进行定性的评估
   C．制订康复目标的前提
   D．评价康复治疗效果的依据
   E．对康复治疗方案的制订具有指导价值

7. 康复治疗的主要手段包括（ ）
   A．理疗、体疗、针灸、按摩、作业疗法
   B．理疗、体疗、作业疗法、矫形、康复护理
   C．物理疗法、作业疗法、语言治疗、心理治疗、康复工程
   D．医疗康复、教育康复、职业康复、心理康复、社会康复

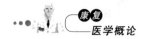

　　E．理疗、作业治疗、心理治疗、语言治疗、患者教育
8. 不属于躯体功能评定的是(　　)
　　A．肌力评定　　　　B．步态分析　　　　C．心肺功能评定　　　D．感觉功能评定
　　E．认知评定
9. 康复医学的主导是(　　)
　　A．最大程度地恢复功能　　　　　　　B．回归家庭、社会
　　C．生活自理　　　　　　　　　　　　D．残疾、功能恢复和预防
　　E．最大程度地减轻残疾
10. 康复医学的主要内容不包括(　　)
　　A．康复基础学　　　B．康复评定学　　　C．康复治疗学　　　　D．社区康复
　　E．社会康复

二、问答题

1. 请阐述康复及康复医学的内涵。
2. 为什么康复医学在现代社会能够得到迅速发展？
3. 简述康复医学的工作内容。
4. 康复功能评定主要包括哪些方面的内容？
5. 康复治疗方法包括哪些方面？
6. 阐述我国康复医学的发展与现状。

参考答案：
选择题1～10题：EEDAC　BCEAE

第二章
残 疾 学

学习目标

1. 掌握残疾、残疾人的概念。
2. 掌握国际残疾分类方法及其框架。
3. 掌握残疾的三级预防的目的与措施。
4. 熟悉残疾的康复目标和基本对策。
5. 熟悉致残的各类原因。
6. 熟悉我国残疾的分类与分级。
7. 了解我国残疾人状况。
8. 了解残疾评定的步骤。

重点内容提示

残疾、残疾人的概念;残疾的分类与分级,残疾预防。

残疾人作为人类的一个特殊群体,其生存问题已成为全球性普遍存在和关心的社会问题。康复医学以残疾人作为主要研究对象,其目的是使残疾人丧失或受损的功能得到最大限度的恢复、重建或代偿。

现代康复医学的发展,是建立在对残疾学研究的基础上的。只有全面认识和了解残疾学,才能深刻理解康复医学的内涵和任务,较好地开展康复医学工作。

本章主要阐述残疾的基本概念、致残原因、残疾分类与分级、残疾预防等内容。

第一节 基 本 概 念

一、残疾

残疾(disability)是指因外伤、疾病、发育缺陷或精神因素造成明显的身心功能障碍,以致不同程度地丧失正常生活、工作和学习能力的一种状态。广义的残疾包括残损、残障在内,成为人体身心功能障碍的总称。

人体的组织、器官都有着各自的功能,致残因素造成了人体解剖生理及精神缺陷,影响到组织、器官和心理功能的正常发挥,导致功能障碍,形成了残疾。

根据致残因素导致身心功能障碍的状态,可将残疾分为暂时性残疾和永久性残疾。暂时性残疾指组织、器官的功能障碍是暂时的、可逆的,如骨折会使患者暂时丧失了局部的功能,但骨折愈合后患者功能可以再次恢复。永久性残疾指致残因素造成的持续的、不可逆转的功能障碍,如伤病导致截肢后,患者肢体及其功能将无法恢复。

二、残疾人

关于残疾人(disabled person),不同的国际组织与国家从不同的角度提出了残疾人的定义与评定标准。

1975年WHO给"残疾者"下的定义是:"无论先天的或后天的,由于身体或精神上的不健全,自己完全或部分地不能保证通常的个人或社会需要的人"。

国际劳工组织对残疾人下的定义是:"经正式承认的身体或精神损伤在适当职业的获得、保持和提升方面的前景大受影响的个人"。

2006年第61届联合国大会通过的《残疾人权利公约》将残疾人定义为:"生理、心理、感官先天不足或后天受损的人"。

《中华人民共和国残疾人保障法》给出的定义为:"残疾人是指在心理、生理、人体结构上,某种组织、功能丧失或者不正常,全部或者部分丧失以正常方式从事某种活动能力的人",它包括视力残疾、听力残疾、言语残疾、肢体残疾、智力残疾、精神残疾、多重残疾和其他残疾的人。

概括来讲,残疾人是指具有不同程度躯体、心理、精神疾病和损伤或先天性异常,使得部分或全部失去以正常方式从事个人或社会生活能力的人。

残疾人是在身心功能方面有不同程度困难的群体,这是由于残疾的存在和影响所造成的,应该给予帮助,以利于他们克服这些困难的影响,为参与社会生活的能力发挥创造必要的条件。同时,残疾人又都具有不同程度的生活和工作的潜力,通过康复训练或提供康复服务,这些潜力可得到发挥,使残疾人的生活或工作能力得到改善。

据WHO统计,目前全世界残疾人总数约为5亿,占世界人口总数的8%左右,而且其总数呈每年递增趋势。

为了查明我国残疾的种类和数量,国家曾于1987年依据五类残疾标准在全国范围内进行了首次残疾人抽样调查,结果表明我国仅五类残疾人就有5 164万人,占人口总数的4.89%,也就是说每20人中就有一名是残疾人,这还不包括内脏残疾在内。据1996年的人口数估算,当时全国残疾人总数已达6 000万人,这五类残疾包括:视力残疾、听力语言残疾、智力残疾、肢体残疾和精神病残疾。

2006年进行了第二次全国残疾人抽样调查。通过残疾人抽样调查,进一步了解了中国残疾人的现实状况,研究分析其变化特征和变动规律。2006年制定的残疾分类标准在第一次的基础上,将残疾类别由原来的视力残疾、听力语言残疾、肢体残疾、智力残疾、精神病残疾五类增加为视力残疾、听力残疾、言语残疾、肢体残疾、智力残疾、精神残疾六类;将"听力语言残疾"分列为"听力残疾"和"言语残疾"两类;将原来的"精神病残疾"改称"精神残疾"。第二次全国残疾人抽样调查结果为:全国各类残疾人的总数增加为8 296万人。当时按全国人口数推算,到2006年4月1日我国残疾人占全国总人口的比例达到了6.34%。

前后两次残疾人抽样调查中各类残疾人口数据的比较见表2-1。

表2-1 全国两次各类残疾人口调查比较

比较项目	第一次调查结果(1987年)	第二次调查结果(2006年)
全国的残疾人口比例	4.89%	6.34%
视力残疾	14.62%	14.86%
听力残疾	34.28%	24.16%
言语残疾		1.53%
智力残疾	19.69%	6.68%
肢体残疾	14.62%	29.07%
精神残疾	3.72%	7.40%
多重残疾	13.03%	16.30%

第一次残疾人口抽样调查显示,各类残疾中以听力语言残疾最高;乡村残疾的罹患率高于城镇;以听力语言残疾、智力残疾和肢体残疾乡村高于城镇,而视力残疾和精神残疾城镇高于乡村;经济、文化和卫生水平较低的地区残疾人口的比例偏高;残疾人口的患病率分布存在明显的年龄差异:听力语言和视力残疾随着年龄的增加而升高,智力残疾在儿童人群中较高,肢体残疾和精神残疾在青壮年人群中较高。

前后两次残疾人口调查对比显示,残疾人口比例上升了,残疾类别结构也发生了改变。在各类残疾中,听力残疾和智力残疾比例下降,而肢体残疾、视力残疾、精神残疾和多重残疾的比率增加了,尤其以肢体残疾和精神残疾增加更为明显(超过2倍)。

第二节 致残原因

导致残疾的原因很多,大致可分为以下几类:

一、疾病

(一)传染病

如脊髓灰质炎,可引起肌肉萎缩、肢体畸形;乙型脑炎、流行性脑脊髓膜炎也可影响脑功能,而引起失语、强直性瘫痪、精神失常等;沙眼,可以影响视力,重者致盲;还有许多传染性疾病如麻风病、麻疹、急性出血性结膜炎等都可能致残。

(二)孕产期疾病

1. 孕妇营养不足　孕妇营养不足可以造成胚胎缺陷,如孕妇叶酸缺乏可导致胎儿的神经管畸形;碘缺乏的孕妇会出生克汀病痴呆儿;氟、硒等微量元素缺乏也会造成胎儿的多种先天缺陷。

2. **孕期感染** 尤其是在怀孕早期(3个月内)病毒感染,如流感病毒、肝炎病毒、风疹病毒等,都可造成胚胎的损害。流感病毒可使胎儿形成兔唇或中枢神经系统方面的异常;肝炎病毒可引起先天性畸形;风疹病毒可引起先天性白内障、先天性心脏畸形和先天性耳聋。

3. **孕期或哺乳期接触有害物质** 如怀孕6周时受到X线辐射,易导致胎儿发育障碍和畸形;电磁辐射也容易造成胎儿变异而致畸胎。药物对胎儿也有很大的影响,如降压药可影响子宫胎盘的血流量,而致胎儿宫内发育迟缓;氨基苷类抗生素具有肾毒性和耳毒性;抗甲状腺药物可造成胎儿甲状腺肿大。此外烟、酒对胎儿的发育及胎盘功能也有不良影响进而影响胎儿发育。

4. **产科疾病** 可能致残的产科疾病包括异常妊娠,如早产、多胎妊娠、羊水过多或过少等;妊娠并发症,如妊娠合并甲亢、妊娠合并心脏病;异常分娩,如子宫收缩过强或乏力、臀先露;分娩并发症,如脐带脱垂、胎膜早破、胎儿宫内窘迫等。这些产科疾病主要造成宫内缺氧继而导致胎儿残疾,如脑瘫、四肢神经损伤、骨折等。

(三) 慢性病和老年病

随着老年人口的增加,一些慢性病和老年病如颈肩腰腿痛、心脑血管疾病、慢性阻塞性肺疾病、肿瘤、糖尿病、帕金森综合征、类风湿关节炎、强直性脊柱炎、慢性疼痛等也随之增加,成为常见的致残性疾病。

二、遗传因素

遗传性疾病可导致很多的残疾,如先天性大脑发育不全、智力发育迟缓、先天性畸形、先天性聋哑等。尤其是近亲结婚生育导致遗传性疾病的发生率大大增高。

三、营养不良

营养不良是指人们所摄取的食物中所含的人体必需营养成分有某些缺陷,可导致残疾的营养不良,包括蛋白质、热能营养失调,无机盐和微量元素(如钙、锌、碘、硒等)缺乏,以及维生素(如维生素A、D)缺乏等。如严重缺乏蛋白质可引起智力发育迟缓;严重缺乏维生素A可引起角膜软化致盲;小儿缺乏维生素K可以致脑出血发生瘫痪;维生素D严重缺乏可引起小儿骨骼畸形。营养不良还可以导致机体抵抗力下降,易于患感染性疾病,继而增加残疾发生的可能。

营养不良,是发展中国家最主要的致残原因。全世界的残疾人中约有1亿是由于营养不良造成的。

四、意外事故

1. **无意识伤害事故** 如大量的交通事故致残、工伤事故致残、体育运动中(如体操、跳水、拳击、武术等)的意外损伤致残、户外运动(如登山、攀岩、滑冰、蹦极等)由于防护不当而致残、自然灾害致残等。

2. **故意伤害事故** 如殴斗、战伤、自杀、虐待等致残。

五、理化因素

1. **物理性因素** 如放射性物质、噪声、振动、高温等。

2. 化学性因素 药物、酒精、各种有害化学物质、放射性物质、农药等均可以致残。如滥用链霉素、庆大霉素等药物可导致耳聋;酒精和过量镇静药物可引起感觉、情感、智力的改变;有害毒物致残,如铅、砷、汞、农药、甲醇等。

六、社会心理因素

现代社会紧张的工作节奏和复杂的人际关系,以及学习、就业、生活的压力,是导致心理和精神残疾的重要因素,如升学、择业、恋爱、婚姻等生活事件处理不当是导致青年人精神残疾的不可忽视的影响因素。

七、其他因素

生产及生活环境污染可引起职业病和残疾;不良生活事件和生活方式,如吸烟、酗酒、生活不规律、饮食结构不合理、缺少运动、长期紧张等也可导致营养障碍,心理行为残疾。

在各个不同历史时期及不同国家和地区,残疾原因受文化背景、社会条件、自然环境和医疗条件的影响而有明显差异。如发展中国家致残的主要原因是营养不良、传染病、孕产期疾病,而在发达国家中,致残的主要原因是意外事故、社会心理因素、慢性病和老年病、精神病以及吸烟、酗酒、生活不规律、饮食结构不合理、缺少运动等。

此外,在原发疾病及原发性残疾基础上产生的并发症可导致新的残疾,即继发性残疾,或者加重残疾程度,也是不容忽视的。

第三节 残疾的分类与分级

WHO 1980 年制定了《国际残损、残疾与残障分类》(International Classification of Impairment, Disability and Handicap, ICIDH)已被康复医学和残疾学界普遍应用。它是从身体、个体和社会三个层次功能损害程度,把残疾分为残损、残疾和残障。

随着医疗康复事业的发展以及国际范围内对残疾人事业认识的不断深入,残疾人社会活动领域的不断扩大,人们对残损以及由此而发生的社会生活的变化有了新的认识。原有的残损、残疾和残障模式经过 10 多年的应用暴露出不少的问题,迫切需要做出相应的调整。WHO 根据当前残疾分类发展的需要,从 1996 年开始建立了新的残疾分类体系,即《国际残损、活动和参与分类》(International Classification of Impairment, Activity and Participation,简称为 ICIDH - 2)。随后,在 2001 年 5 月第 54 届世界卫生大会上通过了将 ICIDH - 2 改名为《国际功能、残疾和健康分类》(International Classification of Functioning, Disability and Health, ICF)的决议,并在全球实施。该分类系统提供了能统一和标准地反映所有与人体健康有关的功能和残疾的功能状态分类。

我国分别于 1987 年和 2006 年进行了残疾人抽样调查,并制定了相应的残疾分类标准,分别是:《全国残疾人抽样调查五类〈残疾标准〉》(1987 年),即听力语言残疾、智力残疾、视力残疾、肢体残疾和精神病残疾;《全国残疾人抽样调查六类〈残疾标准〉》(2006 年),即视力残疾、听力残疾、言语残疾、肢体残疾、智力残疾、精神残疾。《残疾标准》对残疾社会事业发展以及残疾预防与康复工作的开展都起到了重要的指导作用。

一、国际残疾分类与分级

(一) 国际残损、残疾与残障分类(ICIDH)

ICIDH将残疾划分为三个独立的类别,即残损、残疾、残障。这是根据疾病对个体生存主要能力的影响,进行不同侧面的分析。使医疗、康复工作者能更好地分析患者由于身体疾病以及由此而造成的可能的日常生活和社会生活上的障碍。在此分类系统中,残疾的发生与影响因素的线性模型是建立在生物医学模式即"病因-病理-表现"的医学生物学模式的基础之上的。生物医学模式将残疾现象视为个人问题,把残疾现象作为由疾病、创伤或健康状态所导致的结果。对各类康复工作人员起了重要的指导作用。

1. 残损(impairment) 是指解剖结构,或生理、心理功能的任何异常或丧失,对独立生活、工作和学习有一定程度的影响,但个人生活仍能自理,其影响局限在组织器官水平上,是生物器官或系统水平上的功能障碍。对这类残疾者应积极进行临床治疗和功能训练,以防止功能障碍的出现或发展。残损包括以下几种:

(1) 智力残损;
(2) 其他心理残损;
(3) 语言残损;
(4) 听力残损;
(5) 视力残损;
(6) 内脏(心肺、消化、生殖器官)残损;
(7) 骨骼(姿势、体格、运动)残损;
(8) 畸形;
(9) 多种综合的残损。

2. 残疾(disability) 是指由于身体组织结构和功能缺损较严重,身体、精神和智力活动明显障碍,以致患者以正常的方式进行独立日常生活和工作的能力受限或丧失。其影响在个体水平上,是个体或整体水平上的功能障碍。对这类残疾者应进行多方面的康复治疗、教育和训练,发展其代偿能力,或以器具辅助补偿能力的不足。残疾包括以下几种:

(1) 行为残疾;
(2) 交流残疾;
(3) 生活自理残疾;
(4) 运动残疾;
(5) 身体姿势和活动的残疾;
(6) 技能活动残疾;
(7) 环境适应残疾;
(8) 特殊技能残疾;
(9) 其他活动方面的残疾。

3. 残障(handicap) 是指由于形态功能缺损和个体能力障碍严重,不但个人生活不能自理,甚至影响到学习、工作和社会生活。个人无法完成文化、经济等社会活动,属于社会水平的功能障碍。对这类残疾者,除进行康复治疗外,更重要的是通过社会康复、职业康复、环境改造等措施从社会层面调整和改变其生活、学习和工作的条件,以利于重返社会。残障包

括以下几种:

(1) 定向识别(时、地、人)残障;

(2) 身体自主残障(生活不能自理);

(3) 行动残障;

(4) 就业残障;

(5) 社会活动残障;

(6) 经济自立残障;

(7) 其他残障。

一般情况下残疾的发展是按照残损、残疾、残障顺序进行,但也可能发生跳跃。残损、残疾、残障之间没有绝对的界限,三者之间可以相互转化。残损未经合适的康复治疗,可转化为残疾,甚至残障。而残障或残疾经过合适的康复治疗也可以向残疾、残损转化。残损、残疾、残障之间的相互影响与关系见图2-1。

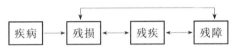

图2-1 ICIDH残疾发生发展关系

残损、残疾、残障各自特点比较见表2-2。

表2-2 残损、残疾、残障各自特点比较

比较项目	残 损	残 疾	残 障
障碍水平	器官水平	个体水平	社会水平
表 现	器官或系统功能严重障碍或丧失	生活自理能力严重障碍或丧失	社交或工作能力严重障碍或丧失
评定项目	关节活动范围、徒手肌力、电诊断等	日常生活活动能力	社交和工作能力
康复措施	功能训练以改善功能	日常生活活动训练、支具代偿	环境改造或功能替代

尽管ICIDH对康复工作起了重要的指导作用,但限于当时的认识水平,ICIDH只是建立在生物医学模式的基础之上,只是从疾病的结局出发对残疾进行的分类,忽略了对生活能力的全方位把握,对患者的残存功能、生活质量的提高关注不够,未能适当地反映出社会和环境因素在残疾发生过程中所扮演的角色。

随着卫生保健事业的发展,以及国际残疾人活动的开展,人们对残疾以及由此产生的社会生活的变化有了新的认识。随着世界人口的老龄化、卫生保健系统服务的不断改善,医疗模式也发生了转变,服务的重点更趋全面,并以提高处于疾病状态的人们的生存质量为目的。原有的关于残损、残疾与残障等模式也越来越不能满足卫生与康复事业发展的需要,迫切需要建立新的理论模式与分类系统,以适应对残疾认识的社会变化的需要。1996年,

WHO建立了新的残疾分类体系,即《国际残损、活动和参与分类》,为了保持与原分类命名《国际残损、残疾和残障分类》的连续性,将之简称为ICIDH-2。

ICIDH-2提出了一种多因素影响的残疾发生模型,为从生物、心理和社会角度认识残疾所造成的影响提供了一种理论模式,将身体健康状态、个体活动和个体的社会功能问题联系在一起思考残疾问题。根据该理论,将残疾理解为一种健康状态和环境因素之间交互作用而出现的复杂状况。

（二）国际功能、残疾和健康分类（ICF）

从1996年起,世界卫生组织根据当时残疾分类发展的需要,开始修订新的残疾分类体系,在2001年5月第54届世界卫生大会上,通过了将《国际残损、残疾和残障分类》（第2版）改名为《国际功能、残疾和健康国际分类》（ICF）的决议,并正式颁布。

ICF从三个层面获取与健康和残疾有关的资料,不仅适用于残疾人,也适用于病损者和健康人。

1. 身体功能、结构和残损　身体结构是指身体的解剖部位,诸如器官、肢体及其组成成分。身体功能是指身体系统的生理功能和心理功能。身体的正常结构是身心功能正常发挥的基础,两者不可相互取代。残损是指身体的结构或功能上出现了显著的变异或缺失。指各种原因导致的身体结构、外形、器官或系统生理功能以及心理功能损害,是在身体各系统功能和结构水平上评定功能障碍的严重程度。残损对功能活动、正常生活和工作有一定影响,但仍能达到日常活动能力自理。

2. 活动和活动受限　这里的活动是指个体水平上的活动,是个体执行一项任务或行为,涉及与生活有关的所有个人活动,是一种综合应用身体功能的能力。活动受限是指个体按正常方式进行的日常活动能力丧失和工作能力的受限,是从个体或整体完成任务、进行活动的水平上评定功能障碍的严重程度。具体包括行为、交流、生活自理、运动、身体姿势和活动、技能活动和环境处理等方面的活动受限。活动受限可由残损发展而来。

3. 参与和参与受限　参与是指与健康状态、身体功能和结构、活动及相关因素有关的个人生活经历,是与个人生活各方面功能有关的社会状况,包括社会对个人功能水平的反应。参与是个体与内外在因素相互作用的结果,体现在社会水平上,是健康状态的一个方面。参与需要解决个体如何在特定的健康和功能状况下去努力生存。

参与局限是指由于残损、活动受限或其他原因导致个体参与社会活动的能力受限,影响和限制个体在社会上的交往,导致工作、学习、社交不能独立进行。是从社会水平上评价功能障碍的严重程度。常见的参与局限包括定向识别、身体自主、就业、社会活动、经济自主等受限。参与局限直接受社会环境影响。用参与或参与是否受限代替残障,可以更全面的说明与残损和活动有关的社会活动。参与是一个复杂的过程,不仅受个体健康状况及残损、活动限制等残疾因素的影响,也受个体及所生活的环境的影响。

以上三个层面的功能状况往往会受到环境因素及个人因素的影响。其中环境因素是指社会环境、自然环境、家庭及社会支持,它与身体功能和结构、活动、参与之间是相互作用的。个人因素指个体生活和生存的特殊背景,如性别、年龄、生活方式、习惯、教育水平、社会背景、教养、行为方式、心理素质等。

残损、活动、参与之间的相互影响与关系见图2-2。

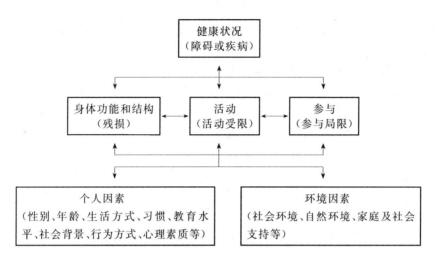

图 2-2 ICF 模式图

单纯的医学模式认为残疾现象是个人问题,是由疾病、创伤或健康状态所导致的结果,仅需要以个人治疗的形式提供医疗保健。而 ICF 则基于生物-心理-社会医学模式,从残疾人融入社会的角度出发,将残疾作为一种社会性问题,而非仅仅是个人的特性。ICF 是一个用社会标准来观察人在与健康相关的领域中处于相对不利位置时的情况或问题的分类,它适用于社会中的所有人,残疾只是人的某一阶段的体验,这是与 ICIDH 不同的地方。ICF 重视环境对个体的影响,因此对残疾问题的管理要求全社会集体行动,要求改造环境以使残疾人充分参与社会生活的各个方面,更加体现了以人为本的分类原则。

(三)残疾的分级

残疾的分类与分级之间的关系是相当密切的,且分级很严格。这里介绍的是残疾的三级分级法,它是根据残疾对身、心主要能力,即日常生活活动、行动、排泄功能、交流能力、智力和适应性行为的影响程度,将残疾分成:一级——重度残疾;二级——中度残疾;三级——轻度残疾。具体分级标准如下。

1. 日常生活活动(进食、穿衣、漱洗、配戴假肢、矫形器)

一级　生活完全不能自理,上肢严重功能障碍;

二级　在他人辅助下能作以上日常生活活动,上肢中度功能障碍;

三级　生活基本能自理,上肢轻度功能障碍。

2. 行动(步行、上下楼梯、使用轮椅、床—椅转移、用厕)

一级　完全不能独立行动,下肢严重功能障碍;

二级　在他人辅助下可以行动,利用轮椅能独自作部分活动,下肢中度功能障碍;

三级　基本上能独自行动,需使用步行辅助器(如假肢、矫形器),或利用轮椅能在无梯级的地方充分活动,下肢轻度功能障碍。

3. 排泄功能(大小便自理及控制)

一级　大小便失禁、常尿床及溢粪;

二级 在他人帮助下能处理大小便,偶有尿床及溢粪;

三级 基本上能自理及控制大小便,虽有尿急、便急或插尿管,但不妨碍社交及工作。

4. 交流能力(语言、听力、视力)

一级 聋、哑、盲,不能进行语言交流,无有用的视力;

二级 在他人帮助下,能进行语言交流,但视、听感官及语言交流严重功能障碍;

三级 基本能进行语言交流,但感官及交流功能有一定缺陷,如轻度构音障碍、轻度失语、需使用眼镜或助听器,或经常要用药物治疗。

5. 智力及适应行为(对家庭、社会环境、工作要求等)

一级 完全不适应在家庭和社会环境中生活,须长期住院治疗或休养;

二级 适应较差,须在他人指导、帮助和鼓励下,才稍能适应家庭或社会环境,可稍做力所能及的家务;

三级 基本上适应,但须在环境上、工作性质和要求上稍作调整和变动。

二、我国的残疾分类与分级

1986年10月国务院批准了《全国残疾人抽样调查五类(残疾标准)》,将残疾分成五类并分别进行分级,每类根据残疾情况由重到轻,各分成4级。五类残疾包括:视力残疾、听力语言残疾、智力残疾、肢体残疾和精神病残疾。后在2006年制定的残疾分类中将"听力语言残疾"分为"听力残疾"和"言语残疾"两类,将"精神病残疾"改称为"精神残疾"。这些都没有将内脏残疾包括在内,使用时加以注意。

我国制定残疾分类标准的原则,一是以社会功能障碍为主来确定残疾,具体地说是以社会功能障碍的程度划分残疾等级;二是我国制定的残疾标准中,视力残疾标准、听力语言残疾标准、智力残疾标准与国际标准基本一致,肢体残疾标准为自行制定,精神残疾标准是参照WHO提供的精神病分级标准而自行制定的。

具体的残疾分类分级情况如下:

1. 视力残疾 视力残疾是指由于各种原因导致双眼视力障碍或视野缩小,通过药物、手术及其他方法无法恢复视力者,患者难以完成一般人所能从事的工作、学习或其他活动。视力残疾以好眼最佳矫正视力为准进行分级,包括盲和低视力两类,视力残疾的具体分级标准见表2-3。

表2-3 视力残疾的分级

类别	级别	好眼最佳矫正视力
盲	一级盲	<0.02～无光感,或视野半径<5°
	二级盲	<0.05～0.02,或视野半径<10°
低视力	一级低视力	<0.1～0.05
	二级低视力	<0.3～0.1

注:(1)盲或低视力均指双眼而言,若双眼视力不同,则以视力较好的一眼为准。
(2)如仅有一眼为盲或低视力,而另一眼的视力达到或优于0.3则不属于视力残疾范围。
(3)最佳矫正视力,是指以适当镜片矫正所能达到的最好视力,或以针孔镜所测得的视力。

2. 听力残疾 听力残疾是指由于各种原因导致双耳听力丧失或听觉障碍,而听不到或听不真周围环境的声音。听力障碍者以较好一侧为准进行分级,按语言频率平均听力(500 Hz、1000 Hz、2000 Hz听力的平均值)损失程度分为聋和重听两类,听力残疾的具体分级标准见表2-4。

表2-4 听力残疾的分级

类别	级别	听力损失程度
聋	一级聋	>91 dB
	二级聋	90~71 dB
重听	一级重听	70~56 dB
	二级重听	55~41 dB

注:(1) 听力损失程度是指声波频率为500、1 000、2 000 赫兹(Hz)时所能听到的最小声强的平均值。
(2) 聋和重听均指双耳,若双耳听力损失程度不同,则以听力损失轻的一耳为准。
(3) 若一耳聋或重听,而另一耳的听力损失不超过40 dB,则不属于听力残疾范围。

3. 言语残疾 言语残疾是指由于各种原因导致不能说话或语言障碍,从而不能同一般人进行正常的语言交流活动。单纯言语障碍,包括失语、尖音、构音不清或严重口吃。单纯的言语残疾不分级。

4. 智力残疾 智力残疾是指人的智力活动能力明显低于一般人水平,并显示出适应行为的障碍。智力残疾涵盖在智力发育期间由于各种有害因素导致的精神发育不全或智力发育迟缓,以及智力发育成熟之后由于各种有害因素导致智力损害或老年期的智力明显衰退。

参照WHO和美国精神发育迟滞协会的智力残疾分级标准,按其智力商数(IQ)及社会适应行为来划分智力残疾的等级。智力残疾的具体分级标准见表2-5。

表2-5 智力残疾的分级

级别	分度	与平均水平差距-SD	IQ值	适应能力
一级	极重度	≥5.01	<20~25	极度适应缺陷
二级	重度	4.01~5	20~35 或 25~40	重度适应缺陷
三级	中度	3.01~4	35~50 或 4~55	中度适应缺陷
四级	轻度	2.01~3	50~70 或 55~75	轻度适应缺陷

注:(1) 智力迟缓(MR),是根据美国智能迟缓协会1983年的诊断标准:①智力明显低于平均水平,IQ值在人群均值的两个标准差以下,即70,75以下;②适应行为(包括生活和对社会应尽的责任)不良;③年龄在18岁以下。
(2) 智力商数(IQ),是指通过某种智力量表所测量得到的智龄和实际年龄的比,即:IQ=[智龄÷实际年龄]×100,不同的智力测定方法有不同的IQ值,但诊断的主要依据是社会适应能力。

不同级别的智力残疾者其表现特点各有所不同:
一级智力残疾(极重度)者适应行为及运动感觉功能极差,表情呆滞,终生生活全部需要他人照料,如通过训练,仅在下肢、手及颌的运动方面有所反应。

二级智力残疾（重度）者，适应行为差，即使经过训练，生活能力也很难达到自理，仍需要他人照料，运动、语言发育差，与人交往能力差。

三级智力残疾（中度）者，适应行为与实用技能都不完全，生活能部分自理，并做简单的家务劳动。具有初步的卫生和安全知识，但阅读和计算能力差，对周围环境辨别能力差，只能以简单方式与人交往。

四级智力残疾者，适应行为低于一般人，具有相当的实用技能，能自理生活并承担一般的家务劳动或工作，但缺乏技巧和创造性。一般在指导下能适应社会，经过特殊教育可以获得一定的阅读和计算能力，对周围环境有较好的辨别能力，能比较恰当地与人交往。

5. 肢体残疾　肢体残疾是指人的四肢的病损或残缺，或四肢、躯干麻痹和畸形，导致人体运动系统不同程度功能丧失或功能障碍。肢体残疾的情况包括上下肢截除或先天性残缺；上下肢畸形或功能障碍；脊椎畸形或功能障碍；中枢和周围神经病损或发育异常造成躯干或四肢的功能障碍。肢体残疾的具体分级标准见表2-6。

表2-6　肢体残疾的分级

等级	评价标准
一级	1）四肢瘫痪，完全性截瘫，双髋关节无自主活动能力，偏瘫，单侧肢体功能全部丧失； 2）四肢在不同部位截肢或先天性缺肢，单全臂（或全腿）和双小腿（或前臂）截肢或缺肢，双上臂和单大腿（或小腿）截肢或缺肢，双全臂（或双全腿）截肢或缺肢； 3）双上肢功能极重障碍，三肢功能重度障碍
二级	1）偏瘫或截瘫，残肢仅保留少许功能； 2）双上肢（上臂或前臂）或双大腿截肢或缺肢，单全腿（或全臂）和单上臂（或大腿）截肢或缺肢，三肢在不同部位截肢或缺肢； 3）两肢功能重度障碍，三肢功能中度障碍
三级	1）双小腿截肢或缺肢，单肢在前臂、大腿及其上部截肢或缺肢； 2）一肢功能重度障碍，两肢功能中度障碍； 3）双拇指伴有示指（或中指）缺损
四级	1）单小腿截肢或缺肢； 2）一肢功能中度障碍，两肢功能轻度障碍； 3）脊椎（包括颈椎）强直，驼背畸形＞70°，脊椎侧凸＞45°； 4）双下肢不等长，差距＞5 cm； 5）单侧拇指伴有示指（或中指）缺损，单侧保留拇指，其余四指截除或缺损

注：以下情况不属于肢体残疾范围：
　（1）保留拇指和示指（或中指）而失去另外三指者。
　（2）保留足跟而失去足的前半部者。
　（3）双下肢不等长，差距＜5 cm者。
　（4）＜70°的驼背或＜45°的脊椎侧凸。

【附1】　肢体残疾者的整体功能评价
　　从一个残疾者的整体看，在未实行康复措施的情况下，以实现日常生活活动（ADL）的不同能力来评价。日常生活活动分为八项，即端坐、站立、行走、穿衣、洗漱、进餐、大小便、写字。能实现一项算一分，实现有困难的算0.5分，不能实现的算0分，据此划分四个等级（表2-7）。

表 2-7 肢体残疾者整体功能的分级

级别	程度	计分
一级	完全不能实现日常生活	0～2
二级	基本上不能实现日常生活活动	3～4
三级	能够部分实现日常生活活动	5～6
四级	基本上能够实现日常生活活动	7～8

6. 精神残疾 精神残疾是指病人患精神病持续一年以上未愈，从而影响其社交能力和在家庭、社会中应尽职能上出现不同程度的紊乱和障碍。精神残疾包括：①脑器质性疾病、躯体疾病伴发精神障碍；②中毒性精神障碍，包括药物、酒精依赖；③精神分裂症；④情感性、偏执性、反应性、分裂情感性、周期性精神病等造成的残疾。

为了便于与国际资料相比较，按照 WHO 提供的《社会功能缺陷筛选表》【附2】所列的 10 个问题的评分来划分精神残疾等级。精神残疾的具体分级标准见表 2-8。

表 2-8 精神残疾的分级

等级	评价标准
一级（极重度）	《社会功能缺陷筛选表》10 个问题中，有 3 个或 3 个以上问题被评为"2"分
二级（重度）	《社会功能缺陷筛选表》10 个问题中，有 2 个问题被评为"2"分
三级（中度）	《社会功能缺陷筛选表》10 个问题中，只有 1 个问题被评为"2"分
四级（轻度）	《社会功能缺陷筛选表》10 个问题中，有 2 个或 2 个以上问题被评为"1"分

注：以下情况不属于精神残疾范围：
(1) 精神病人持续患病时间不满一年。
(2) 在《社会功能缺陷筛选表》10 个问题中，只有 1 个问题被评为"1"分或各问题均被评为"0"分。

7. 综合残疾 综合残疾是指一个个体同时存在 2 种或 2 种以上的残疾。此类残疾没有分级标准。

【附2】 社会功能缺陷筛选表

指导语（问知情人）："麻烦您，我现在想问几个简单的问题，就是想了解一下某某人（指病人）在家里和工作单位中的一些情况。他（或她）在家庭生活和工作中是不是能够做到他（或她）应该做的事……。下面我按次序询问，请您告诉我，他在最近一个月（指规定时间前一个月）以来，下面这些方面是否存在问题或困难？"

(1) 最近一个月内的职业工作情况：是否按常规行事，按时上班，完成工作任务，在工作中与他人合作和一般表现如何。

0 分——无异常，或仅有不引起抱怨或问题不大的小事。
1 分——确有功能缺陷：水平明显下降，已成为问题或抱怨（包括间歇性出现的严重问题）。
2 分——严重功能缺陷：有受处罚或谴责的危险，或已经受了处罚或谴责。

(2) 已婚者应了解最近一个月内的婚姻职能：夫妻关系、相互交往、交换共同处理家务是否对对方负责、显露出爱和温情、给对方支持和鼓励。

0 分——无异常，或仅有不引起抱怨或问题不大的小事。

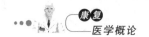

1分——确有功能缺陷:不支持或不交换意见,争吵,逃避对对方应负的责任。

2分——严重的功能缺陷:经常争吵,一肚子怨气,或者完全不理解对方。

(3) 若是父母,则应了解其最近一个月内的父母职能:对子女的照顾、喂养、衣着等,带小孩玩,关心子女的学习成绩、健康和发育。

0分——无异常,或仅有不引起抱怨或问题的小事。

1分——确有功能缺陷:对子女缺乏关怀与兴趣,以致引起抱怨或意见,孩子情况不佳。

2分——严重功能缺陷:在几个方面完全不管子女,别人不得不替他照顾孩子,或者孩子处于完全无人照顾状态。

(4) 最近一个月内的社会性退缩:主动回避与人见面和交谈,避免跟别人在一起,不和家人或朋友外出参加社交活动。

0分——无异常或非常轻微。

1分——确有回避他人,但有时可被说服参加一些活动。

2分——严重退缩,不参加任何社交活动,说服无效。

(5) 最近一个月内家庭以外的社会活动:与其他的家庭或人的接触、村或乡的社会活动、文体小组活动等。

0分——无异常,仅轻微。

1分——确有不参加某些活动,而在家人或其他人看来,他是应该参加也能够参加的。

2分——无活动,完全回避应参加的活动,因此受到批评。

(6) 最近一个月内在家活动过少:白白浪费时间,什么也没有干,睁眼躺在床上或静坐什么也不干,不跟人谈话。

0分——无,或偶然地出现上述情况。

1分——大多数日子里,每天估计至少有两个小时什么也不干。

2分——几乎整天什么也不干,成了问题或引起议论。

(7) 最近一个月内的家庭职能表现:在家庭日常活动中,起通常应起的作用,一起吃饭,分担家务,参加家庭娱乐,看电视或听广播参加家庭讨论和作出决定,如讨论家庭经济、修理家用物品、搞卫生等。

0分——无功能缺陷,或很轻微。

1分——确有功能缺陷,不履行义务,参与家庭活动差。

2分——严重功能缺陷,不理睬家人,几乎不参加家庭活动,很孤独。

(8) 最近一个月内对自己的照顾:个人卫生、身体、衣服、头发、大小便习惯、进食、餐桌上的礼貌、保持住处整洁。

0分——无异常,或很轻微。

1分——确有功能缺陷,水平差,已造成问题或引起抱怨。

2分——严重功能缺陷,影响了别人和自己,引起人们的抱怨。

(9) 最近一个月内对外界的兴趣和关心:是否关心电视、广播和报上的消息,如知道生产任务、当地和全国的重要新闻。

0分——无异常,或很轻微。

1分——不大关心,只偶尔有真正关心。

2分——对外界一切不闻不问。

(10) 最近一个月内的责任心和对将来的计划性:对自己和家庭成员的进步是否关心,热心地完成生产任务,发展新的兴趣或设计。

0分——无异常或很轻微。

1分——对进步和未来确有不关心,以致引起别人的抱怨。

2分——完全不关心和没有主动性,对未来一点也不考虑。

第四节 残疾评定

一、意义

对残疾的性质、范围、类别及严重程度作出判断,为估计预后、制定和调整康复治疗方案、评估治疗效果以及制定进一步全面康复计划提供依据。

二、步骤

(一) 病史询问

1. **主诉** 常可提示残疾的存在。
2. **现病史** 了解功能障碍的基本情况,包括:
(1) 发生的时间、原因、发展过程;
(2) 对日常生活活动、工作、学习、社会活动的影响;
(3) 治疗和适应情况。
3. **过去史** 需要了解的过去史情况包括:
(1) 过去伤病是否遗留功能障碍;
(2) 过去伤病所致功能障碍与本次之间有无影响;
(3) 全身各系统,重点是心血管、呼吸、神经、肌肉骨骼系统的状况,以评估康复训练所需的残存功能如何。
4. **发育史、心理行为史、职业史、家庭与社会生活史。**

(二) 体格检查

1. 查出与正常结构和功能不相符合的体征。
2. 查出与继发性功能障碍有关的体征。继发性功能障碍不是原发病的直接后果,而是治疗过程中出现或者缺乏适当的预防措施的结果。
3. 评估残存的能力,明确康复训练的重点和目标。
体格检查的重点是:皮肤、视力、听力、肌肉骨骼系统、心血管系统、泌尿生殖系统、神经系统和直肠功能。

(三) 综合性功能检查

运用康复评定学所述检查方法,着重综合性功能检查,如转移能力、平衡能力、步态、日常生活活动能力、心理状态、语言能力、职业能力、社会生活能力等。

(四) 专科会诊

如遇到语言、精神障碍、骨科情况复杂者,进行耳鼻喉科、神经科、精神科、骨科等专科会诊。

(五) 辅助检查

如实验室检查、影像检查等。

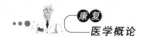

（六）写出报告

如汇总资料，写出残疾评定报告。

三、残疾评估报告

残疾评估报告应包括如下项目：
（1）有无残疾；
（2）残疾部位（肢体、盲、聋哑、智力、精神、内脏或多种）；
（3）残疾分类（残损、残疾、残废）；
（4）残疾程度（分级）；
（5）残疾对生活、学习及劳动能力的影响；
（6）康复需求的建议（包括医疗康复、教育康复、职业康复、社会康复等诸方面）。

第五节　残疾的康复目标及基本对策

一、康复目标

残疾人康复的基本目标是改善身心、社会、职业功能使残疾人能在某种意义上像正常人一样过着积极的生产性的生活。其原则是：
（1）在可能的情况下，要使残疾人能够生活自理，回归社会，劳动就业，经济自主。
（2）如果由于残疾严重、残疾人老龄等，不能达到上述目标的情况下，则要求增进残疾人自理程度，保持现有功能或延缓功能衰退。

二、基本对策

针对ICF的三个不同层面采取相应的对策，值得注意的是这三个层面的问题可能同时存在。具体应对措施见表2-9。

表2-9　不同水平残疾康复的基本对策

分类	水平	功能状态	应对措施	目的
身体结构/功能残损	器官水平	器官/系统功能障碍或丧失	预防/治疗并发症	恢复/改善存在的功能障碍
活动受限	个体水平	生活自理能力障碍或丧失	使用假肢、轮椅、辅助器代偿其功能	利用/加强残存功能
参与局限	社会水平	社交、工作能力障碍或丧失	改造环境	功能替代

第六节 残疾预防

残疾预防即康复预防,与康复治疗相互补充,是康复医学工作的重要组成部分。人类的残疾具有三大特点,即发生的广泛性、后果的严重性和预防的可能性。由于医学模式的转变,预防的重点也已从生物学预防进入社会预防阶段,特别对残疾的预防已成为当前卫生工作的重点之一。1981年世界残疾预防会议拟定的《里兹堡宣言》就指出大多数残疾的损害是可以预防的。残疾预防可以从以下三个层面来进行。根据预防医学的三级预防原则,残疾的预防应在国家、地区、社区以及家庭不同层次进行,在胎儿、儿童、青年、成年、老年不同时期进行。康复预防措施分三级进行。

一、一级预防

又称为"病因预防",是指预防可能导致残疾的各种损伤或疾病的发生,能够最有效的预防残疾,且应放在首位。

1. 目的 减少各种病损的发生。
2. 效果 最为有效,可降低残疾发生率70%。
3. 措施 一级预防的主要措施包括:优生优育、严禁近亲结婚、加强遗传咨询、产前检查、开展围生期检查与保健,预防先天残疾的发生;对传染性疾病进行免疫接种;积极防治老年病、慢性病;合理用药;选择健康的生活方式,合理营养、适当运动、限制烟酒、作息规律;提倡合理行为和精神卫生,保持心理平衡、减轻精神压力、避免心理行为过激反应;对幼儿、老人、病人要注意看管照料,防止意外发生;遵守安全规则,养成安全习惯,自觉维护安全环境;避免引发伤病的危险因素或危险源,控制和管理好可能致残的生物、物理、化学、机械等危险源。作好预防性的咨询和指导。

二、二级预防

又称"三早预防",就是临床早期预防,是指疾病或损伤发生之后,早发现、早诊断、早治疗,早期、彻底治愈临床疾病,防止残疾出现。

1. 目的 限制或逆转由病损造成的残疾。
2. 效果 可降低残疾发生率10%~20%。
3. 措施 二级预防的主要措施包括:定期进行健康检查和常见病的早期筛查,早期发现有关疾病,以便早期干预;控制危险因素,改变不良的生活方式,如戒烟、戒酒,控制体重、血压、血脂,减轻精神压力,补充必要的营养成分;早期进行医疗干预和康复治疗,如进行心理疏导、抗结核治疗、高血压治疗,创伤、骨折、白内障手术、体位护理等。

三、三级预防

三级预防是指残疾已经发生,采取各种积极的措施防止残疾转化为残障,预防参与局限的发生。它是康复预防中康复医学人员涉入最深和最多的部分。

1. 目的 防止残疾转化为残障,预防参与局限的发生。

2. 效果 减少残疾、残障给个人、家庭和社会所造成的影响。

3. 措施 三级预防的主要措施包括:系统的康复治疗,如运动疗法、作业疗法、心理治疗、语言治疗以及假肢、支具,辅助器,轮椅的配备与使用;以及教育康复、职业康复、社会康复;应有的社会教育;提供教育及合适的工作;提供适当的居住条件;采取社会心理方面的措施。为残疾人提供更多的平等参与机会,能够最大限度地让残疾人参与社会生活。

思 考 题

一、选择题

1. 我国1987年全国残疾人抽样调查时,仅五类残疾人占人口总数的比例是(　　)
   A．3.72%　　　　B．4.89%　　　　C．6.34%　　　　D．6.68%
   E．7.40%

2. 第二次与第一次残疾人抽样调查比较,错误的是(　　)
   A．残疾人口比例上升　　　　　　　B．残疾类别结构改变
   C．听力残疾比例下降　　　　　　　D．肢体残疾比例下降
   E．智力残疾比例下降

3. 发展中国家致残较多的主要原因不包括(　　)
   A．营养不良　　　B．传染病　　　C．孕期感染　　　D．产科疾病
   E．老年病

4. 关于残疾分类,错误的说法是(　　)
   A．残疾可导致残障　　　　　　　　B．病损不能导致残障
   C．残障可转化为残损　　　　　　　D．残损可造成残疾
   E．残疾可转化为残损

5. ICIDH的应用不包括(　　)
   A．残疾人　　　B．老年人　　　C．健康人　　　D．慢性病人
   E．临床期病人

6. 2006年进行的残疾人抽样调查较1987年的调查中多了哪类残疾(　　)
   A．视力残疾　　　B．听力残疾　　　C．言语残疾　　　D．肢体残疾
   E．心理残疾

7. 若残疾在一定程度上影响个体独立生活、工作和学习,但个人生活仍基本自理,则该残疾属于(　　)
   A．残损　　　　B．残疾　　　　C．残障　　　　D．活动受限
   E．参与局限

8. ICF更重视什么对个体残疾的影响(　　)
   A．临床疾病　　　B．生物因素　　　C．心理因素　　　D．康复预防
   E．环境因素

9. ICF相对于ICIDH,增加了(　　)
   A．残损　　　　B．残疾　　　　C．残障　　　　D．参与局限
   E．情景性因素

10. 我国视力残疾标准是( )
　　A．双眼视力<0.3　　　　　　　　　　B．好眼视力<0.3
　　C．好眼矫正视力<0.3　　　　　　　　D．好眼最佳矫正视力<0.3
　　E．好眼最佳矫正视力<0.1
11. 以下不属于肢体残疾的是( )
　　A．双小腿截肢　　　　　　　　　　　B．单小腿截肢
　　C．双下肢不等长6cm　　　　　　　　D．中环小三指缺损
　　E．单侧拇指伴有示指缺损
12. 一级残疾预防的目的是( )
　　A．预防各种损伤或疾病　　　　　　　B．防止疾病导致残疾
　　C．预防继发性残疾　　　　　　　　　D．限制或逆转由残损造成的残疾
　　E．防止残疾转化为残障
13. 在功能障碍的水平分级中,参与局限是属于( )
　　A．器官水平　　　B．结构水平　　　C．功能水平　　　D．个体水平
　　E．社会水平
14. 关于残疾与康复治疗,正确的是( )
　　A．预防残疾不需康复治疗　　　　　　B．残疾出现后才需要康复治疗
　　C．康复治疗不能预防残疾　　　　　　D．残疾就不需要康复治疗
　　E．康复治疗与残疾预防相辅相成
15. 我国残疾是按( )分类的
　　A．器官　　　　　B．组织　　　　　C．发生部位　　　D．结构
　　E．功能

二、问答题
　1. 简述致残因素的分类。
　2. 简述ICIDH与ICF的共同点及区别。
　3. 三级残疾预防的目的、效果及措施是什么?

参考答案：
选择题1～15题：BDEBC　CAEED　DAEEC

第三章 康复医学的地位

学习目标

1. 掌握健康新概念的内涵。
2. 掌握医学新模式的内容。
3. 掌握康复医学工作的原则和特点。
4. 熟悉医学模式的转变与康复医学的关系。
5. 熟悉康复医学与其他医学的关系。
6. 了解康复医学纵深发展的现状与趋势。

重点内容提示

健康的新概念、全新医学模式与康复医学的关系、康复医学的工作原则、康复医学的工作特点、康复医学与临床医学的关系。

第一节 康复医学在现代医学中的地位

一、健康的新概念

健康是生活质素的支柱,是人类最宝贵的财富,同时健康也是亘古至今人类生命史上一个令人神往的不断追求的共同目标。然而什么是健康,并不是每个人都能够正确理解。20世纪前,人们认为"身体没有病,不虚弱,就是健康"。其实,这样的认识是不准确、不全面的。随着社会的发展、人们生活水平的提高、医学模式的转变以及疾病谱与死亡谱的变化,人们的健康观念发生了根本的转变,健康的定义也在不断丰富和完善。

1948年,WHO在其《宪章》中提出的健康定义是:"健康不仅是没有疾病和衰弱,而是保持体格方面、精神方面和社会方面的完美状态。"30年后的1978年,国际初级卫生保健大会在《阿拉木图宣言》中,又重申"健康不仅是疾病体弱的匿迹,而是身心健康、社会幸福的完美状态。"这个概念不仅阐明了生物学因素与健康的关系,而且强调了心理、社会因素对人体健康的影响。生理完美状态是指身体各系统无疾病;心理社会方面的完美状态是指一种持续的、积极的内心体验、良好的社会适应能力,能有效地发挥个人的身心潜能和社会功能。

1990年,WHO关于健康的概念有了新的发展,把道德修养纳入了健康的范畴。健康不仅涉及人的体能方面,也涉及人的精神方面,即将道德修养作为精神健康的内涵,其内容包括:健康者不以损害他人的利益来满足自己的需要,具有辨别真与伪、善与恶、美与丑、荣与辱等是非观念,能按照社会行为的规范准则来约束自己和支配自己的思想及行为。

把道德健康纳入健康的大范畴,是有其道理及科学根据的。巴西医学家马丁斯经过10年的研究发现,屡犯贪污受贿罪行的人,易患癌症、脑出血、心脏病、神经过敏等病症而折寿。

善良的品性、淡泊的心境是健康的保证,与人相处善良正直、心地坦荡,遇事出于公心,使心理保持平衡,有利健康。良好的心理状态,能促进人体内分泌更多有益的激素、酶类和乙酰胆碱等,这些物质能把血液的流量、神经细胞的兴奋调节到最佳状态,从而增强机体的抗病力,促进人们健康长寿。与之相反,有悖于社会道德准则的人,其胡作非为必然导致紧张、恐惧、内疚等种种心态。食不香、睡不安、惶惶不可终日。这种精神负担,必然引起神经中枢、内分泌系统的功能失调,干扰其各种器官组织的正常生理代谢过程,削弱其免疫系统的防御能力,最终在恶劣心境的重压和各种心身疾病的折磨下,或早衰,或丧生。

新的健康概念告诉人们,健康不再是单纯的生理上的病痛与伤残,他涵盖了生理、心理、社会及道德健康。这是一个整体的、积极向上的健康观。新的健康观念说明了人们对健康的理解越来越科学,越来越完善,对自身健康要求越来越高,对幸福的追求越来越趋完美。

随着人们对健康的深入了解,对疾病的理解也发生了质的改变,疾病不再是由单纯的生物因素(如遗传、细菌、病毒、寄生虫等)所引起,许多疾病特别是中老年人常见的慢性非传染性疾病(如高血压、冠心病、肿瘤等)多由心理行为与社会因素所致,有些疾病甚至由他人的不良行为(如吸烟行为等)所致。因此,只有在躯体的、心理的、社会的各层面之间保持相对的平衡和良好的状态,才能称得上完全的健康。否则,虽体壮如牛,但心理缺陷、生活质量低下,也就谈不上健康了。

二、医学模式的转变与康复医学

基于以上健康的定义,WHO在确定卫生保健的全球目标时,不仅要求通过食品、环境、免疫等方面的安全来预防传染性疾病,而且要求使用一切可能的方法,通过影响生活方式和控制自然与社会心理环境,从而预防和控制非传染性疾病以及促进精神心理方面的卫生。

健康的新定义的意义不仅在于强调了全面的和功能上的健康,而更能体现其先进性的还在于这一概念与现代的生物—心理—社会医学模式互相呼应,这也是康复医学重视提高功能与全面康复的理论基础。在病因学上,旧医学模式只重视生物学因素的致病作用,而新医学模式则认为除生物学因素外,心理精神情绪因素和社会因素也都是致病的主要因素,而这三方面又是互有联系的,即:生物学因素—心理精神情绪因素—社会因素—疾病。因此控制社会和心理的因素是预防疾病的重要措施之一。

旧的医学模式是由病因到病理变化继而到症状上,与这种只强调疾病的形态学变化及其引起的症状相比,新的概念则从重视功能改变及其影响出发,形成:疾病(损伤)→功能(结构)缺陷→个体功能活动受限→社会生活参与受限的新的全新的医学模式。因此,治病不仅要消除临床症状,也要利用康复医学的方法预防和恢复功能上的缺陷和障碍;且综合病因治疗、症状治疗和功能治疗三个方面的新的治疗学模式才能更好地控制患者疾病、消除患者症状,从而达到最大的功能恢复。

三、康复医学工作的原则和特点

(一)康复医学工作的基本原则

以健康的新概念和医学的新模式作为理论基础,可以提出指导康复治疗的四大原则,即:以功能训练为方式、以全面康复为方针、以改善生活质量为目标、以回归社会为结局。这些原则不仅指导日常的康复工作,而且也是医疗工作上的新理论和新观念的具体体现。

1. 以功能训练为方式　康复医学工作的重点在于提高和恢复人体的功能和活动,因此康复治疗的方法如物理治疗、作业治疗、言语治疗等均是针对患者或残疾人运动、感知、语言交流、日常生活、职业活动和社会生活等方面的能力进行功能的检查和评价,并采取多种方式进行这些功能的训练,以使能够最大限度地恢复和提高患者或残疾人各方面功能,以满足他们对功能康复的需求。

2. 以全面康复为方针　全面康复也称为整体康复或综合康复,它是指患者或者残疾人能够在医疗、教育、职业以及社会等领域均得到全面的康复。它的对象是整个人,而不仅仅是有功能障碍的器官和肢体。全面康复不但使患者或残疾人从躯体上得到康复,而且能够改善他们在精神上、职业上以及社会生活方面的状况,提高他们的生活质量,为重返社会打下基础。

(1) 医疗康复　即医学康复,是康复事业在医学上的一个侧面,它应用医学技术和方法对伤病者和残疾人进行康复诊断、功能评价、康复治疗及护理,促进身心康复。它包括利用医学上可以利用的一切技术和方法。

(2) 教育康复　主要指残疾人接受的特殊教育。它使残疾人在教育上能达到康复的目标,即能够入学接受教育,同时也指通过接受学校教育促进残疾人的全面康复。

(3) 职业康复　使青年和中年残疾人在就业和职业工作上能达到康复的目标,包括残疾后职业能力的评定和根据残疾者所能从事的职业进行就业前的训练,以及就业后在职业工作上的评价和支持。

(4) 社会康复　使残疾人在享受公民的社会权益和参加社会生活上能达到康复的目标,是研究和协助解决残疾人经过医疗、教育和职业康复后,重返社会所遇到的一系列问题。同时,社会康复也指引导和帮助残疾人通过参与社会生活促进全面康复。

3. 以改善生活质量为目标　生活质量(quality of life,QOL)是反映残疾人或患者对日常生活各方面的能力水平和个人感受的重要指标之一。生活质量的内容包括躯体健康状况、职业经济状况、家庭及居住环境状况、参与社会生活和政治生活状况、个人对目前生活状况的感受和认知等等。通过全面康复,必然可在不同程度上对上述有关 QOL 的诸多因素起到良好的促进作用,从而达到提高生活质量的目标。

4. 以回归社会为结局　回归社会是成功康复的结局。人是在社会中生活的,因此人必然要参加社会活动,社会生活也是人在生活中最重要的一部分。WHO 对健康所下的定义是:"在身体上、精神上和社会生活上处于完全良好的状态,而不仅是没有病或衰弱"。有能力参加社会生活,这是人类健康的重要标志之一。伤病者或残疾人因为躯体功能障碍或心理因素,有可能暂时离开社会生活的主流,因此康复最重要的目的是使伤残者通过躯体和心理功能的改善,以及生活环境条件的改善而能融入社会,重新参加社会生活,回归社会。

(二) 康复医学工作的特点

现代康复医学作为独立的医学学科与其他临床医学学科不同,有自己的特点,其特点如下。

1. 以功能为取向　健康的新定义以及现代医学模式的内容决定了康复医学不是以疾病和器官为中心,而是以功能为基础。康复医学面向各类功能障碍患者,帮助患者改善躯体的、心理的以及社会的功能,提高生活质量,因此可以说康复医学是以功能为取向的医学,是"功能医学"。从功能取向性出发,康复治疗是着眼于功能的治疗方法,虽然日常医疗康复工作中也包括有利用手术治疗和药物治疗来改善功能的,但如运动治疗、作业治疗、言语治疗、假肢及矫形器装配、心理-行为治疗等常用康复治疗方法,均是采用功能评价、功能训练、功能补偿、功能增强、功能代替、功能适应等非手术和药物的康复手段和方法进行工作的。因此以功能为取向是康复医学工作的显著特点之一。

2. 多学科共同干预　康复医学的另一显著特点是日常的康复治疗工作是由多学科进行跨学科性合作,并协同完成。在康复的过程中多采用小组式工作模式,小组成员的工作始终围绕患者"功能恢复"这一目标,整个小组的协调工作始终贯穿于功能评价、康复目标的拟订、治疗训练、复查、修订方案等整个康复过程。这不仅可以发挥各个学科的特长,而且可以利用优势互补,从而达到最佳的康复效果。通常,小组的工作由康复医师主持,另有康复护士、物理治疗师(运动治疗师/理疗师)、作业治疗师、言语治疗师、心理治疗师、假肢矫形器师/康复工程人员和社会工作者等共同配合、协助,定期进行康复评价及召开评价会议,收集不同专业的意见,发挥各自的优势,共同解决患者的问题。关于协作组工作方法的优缺点,人们有不同的看法。多学科参与的康复协作组工作模式具有处理全面、技术精良、质量较高等特点,但因分工过细,需要专业人员太多,康复事业不发达的国家或较小的康复机构不易办到。另外,若没有较好的管理和分工,则会形成互相依赖、相互脱节等弊端,因此协作组需要良好的组织。

3. 社会性强　康复工作的对象及工作内容需要康复工作人员具备较强的人道主义精神和具备足够的爱心。同时,在康复工作的过程中,还需要整个社会的支持、帮助和鼓励,以促进伤残人能够改善躯体功能和精神心理状况,树立自立、自强的生活目标,因此康复医学不仅有较强的技术性,同时也有很强的社会性。康复工作人员应当具备社会观点和社会意识,从社会因素思考和分析残疾与功能障碍发生和发展的原因,从社会影响评价残疾和功能障碍造成的后果,从而指导预防和全面康复工作。

第二节　康复医学与其他医学的关系

临床医学、预防医学、保健医学与康复医学共同组成了现代医学体系的四个方面,四者紧密相关、相辅相成,却又有各自的特点及作用。

一、康复医学与预防医学的关系

"预防为主"是康复工作的重要方针。因此,康复医学与预防医学之间是相辅相成、密不可分的。

康复医学不仅要负责疾病或功能障碍的功能康复工作,同时,康复医学工作者必须配合其他学科的工作人员,进行残疾流行病学的研究,对残疾的原因、发生率、种类,残疾者的年龄、性别、职业、地区的分布等进行统计分析,从而提出预防计划,从医疗卫生、安全防护、社会管理、宣传教育等方面提出综合性预防措施。

二、康复医学与临床医学的关系

临床医学和康复医学都是现代医学体系必要的组成部分,他们既相互区别又紧密联系。

临床医学与康复医学是医学的不同方面,随着康复理念的深入人心,康复医学是从属临床医学的一部分的观点已不为人们所认可。在整个医疗过程中,临床医学和康复医学具有各自不同的特点:临床医学的对象是患一般疾病的患者及疾病,而康复医学针对的是暂时或永久性残疾者及其功能障碍;从各自的目的来说,临床医学是为了治愈疾病,而康复医学则为了功能康复及使伤残者重返社会;在治疗的方法上,临床医学主要采用药物、手术等,而康复医学则以物理治疗、作业治疗等功能训练方法和假肢、矫形器等补偿、代偿的方法为主。

在实践中,康复医学与临床医疗也是相互渗透、紧密联系的。第一,康复的观点和原则也贯穿于临床各科医疗工作中;第二,康复医学科室也体现和保持临床学科的基本属性(设康复病床、开展临床康复工作、康复医师具有扎实的临床医疗基础);第三,康复医学科与其他临床医疗科对有关病例会相互转诊会诊;第四,康复医学科与其他临床医疗科在科研和继续教育上需要相互合作。

近10年来,由于康复医学本身不断向纵深发展,且与临床医学密切结合,在开展多个临床领域专科康复的工作中,康复医学发展了新的知识和技术,逐步形成了康复医学的一些分支,如:骨科康复学、神经科康复学、儿科康复学、老年病康复学、心肺康复学、肿瘤康复学、精神科康复学、风湿科康复学、职业性伤病康复学、疼痛康复学等。进入21世纪后,随着康复医学的发展,康复医学分科化的趋势还在不断继续发展。在分科化发展过程中,既要推动康复医学知识向精专的方向发展,但又要注意保持康复医学学科的特点及其完整性,注意与其他临床学科的区别性。

思 考 题

一、选择题

1. 健康不包括(　　)
   A. 没有疾病　　　　B. 心理健康　　　　C. 工作能力突出　　　　D. 精神饱满
   E. 良好的社会适应能力

2. 全面康复不包括(　　)
   A. 医学康复　　　　B. 临床康复　　　　C. 职业康复　　　　D. 教育康复
   E. 社会康复

3. 康复医学的特点之一是(　　)
   A. 以疾病为中心　　　　　　　　　　　B. 以器官为目标
   C. 以疼痛为主要对象　　　　　　　　　D. 以病人为目标

E．以功能障碍为基础
4．下面关于康复医学的描述错误的是（　　）
　　A．"预防为主"是重要的方针　　　　　　B．禁止应用手术、药物等手段
　　C．康复"协作组"是很重要的工作方式　　D．同时也进行残疾流行病学的研究
　　E．康复医学在发展过程中应保持自己作为一个独立学科的特点及优势
5．现代医学体系中，康复医学与临床医学的关系是（　　）
　　A．并列的　　　　B．前者高于后者　　　C．后者高于前者　　　D．两者互不相关
　　E．以上都不正确

二、问答题

1．联系健康的定义，阐述现代医学模式与康复医学的关系。
2．怎样理解"以功能为取向"是康复医学工作的特点之一。
3．联系康复医学与其他医学的关系，综合阐述康复医学的地位。

参考答案：
选择题1～5题：CBEBA

第四章 康复医学的基本原则和服务方式

学习目标

1. 掌握康复医学的基本原则。
2. 掌握康复医学的基本服务方式。
3. 熟悉康复医疗机构的组成。
4. 了解康复医学的团队工作方式。

重点内容提示

康复医学的基本原则;康复医学的基本服务方式。

第一节 康复医学的基本原则

康复医学以病伤残者为主要工作对象,以最大限度地恢复功能水平为主线,以病伤残者重返社会为最终目标。大量使用功能的评定、训练、补偿增强等技术和心理-社会学的方法,在实施过程中以"功能训练、早期同步、主动参与、全面康复、重返社会、团队工作方式"的基本原则为指导进行实施。

一、功能训练

康复医学工作着眼于保存和恢复患者的功能活动,其方式多种多样,具体功能活动包括运动、感知、心理、语言交流、日常生活、职业活动和社会生活等方面的能力。

二、早期同步

康复医学需要早期介入、早期预防、早期治疗,因为早期是康复的最佳时机,这里的早期就是强调在伤病的急性期和恢复早期即采取康复措施。只有康复医学早期介入,才能做到康复医学治疗与临床医学治疗同步进行。

三、主动参与

由于康复治疗的措施是要患者参与功能训练来实现的,所以康复治疗中需要患者主动参与康复训练和治疗,并且充分发挥自己的潜能才能达到理想的康复效果。另外一方面康复措施也要主动向临床渗透。

四、全面康复

亦即整体康复。康复的对象不仅仅是有功能障碍的器官或肢体,更重要的是整体的人,康复要同时兼顾到患者生理、心理、职业和社会的功能,也就是指在医疗、教育、职业和社会等领域内全面地进行康复。

五、团队协作

康复医学的实施者是由多学科、多专业人员组合成的一个工作小组(team work),通过"联合作战"的工作方式,综合协调地发挥各学科和专业的作用,才能圆满完成康复工作。

六、回归社会

人是在社会之中生活,残疾往往使残疾者离开社会生活,康复最重要的目标是通过功能的改善和环境的改造而使残疾者回归社会,成为社会有用成员,重新参与社会生活,履行社会职责。

能参与社会生活、履行社会职责,应具备以下6项基本能力:①意识清楚,有辨人、辨时、辨向的能力;②个人生活能自理;③可以行动(步行或借助于工具);④可进行家务劳动;⑤可进行社交活动;⑥有就业能力,求得经济上的自立。

第二节 康复医学的基本服务方式

随着康复医学实践的发展,各国都在努力探索符合本国国情的康复服务模式,WHO提出康复医学工作有以下两种基本的服务方式。

一、医疗机构康复

康复机构的康复(institution - based rehabilitation,IBR)也称专业康复,是指病伤残者在康复医疗机构内所接受的康复医疗服务。康复医疗机构包括康复中心、康复医院、综合性医院的康复医学科(部)、康复门诊、专科康复医院(中心)、专科康复门诊等。康复医疗机构内经过正规训练的各类专业人员配备齐全,设备完善,有较高的专业技术水平,能解决病伤残各种康复问题,可作为研究和培养各种专业人才的基地。这种方式虽然康复服务的水平高,但是病伤残者必须来院或住院方能接受康复医疗服务。

机构康复服务能更好地体现前述的康复医学的基本原则。

二、社区康复

社区是指一个范围较小,由具有共同政治、经济、文化层面的人群及其居住、活动的地区,在我国相当于城市的街道和农村中的村镇,所以社区康复也称基层康复。所谓社区康复(community - based rehabilitation,CBR)就是在社区的层面上开展的康复医疗服务,即在

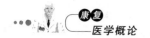

社区的范围内,利用和依靠社区的人力、物力、财力、信息和技术资源,以简便而实用的方式向残疾人提供必要的医疗、教育或职业康复等方面的服务。在我国,社区康复作为社区建设的重要组成部分,是指在政府领导下,相关部门密切配合,社会力量广泛支持,残疾人及其亲友积极参与,采取社会化方式,使广大残疾人得到全面康复服务,实现机会均等、充分参与社会生活的目标。

社区康复的特点是:①以社区为基地,由社区组织领导、社区参与;②依靠社区康复原有的卫生保健、社会保障、社会服务网络,协力开展康复服务;③按照全面康复的方针,为社区残疾人提供医疗、教育、职业、社会等方面的康复服务;④使用社区的康复技术因地制宜、就地取材、简便廉效、服务面广;⑤充分发挥残疾人本人、残疾人家庭,以及残疾人的组织如残联、残疾人协会等在康复中的作用。

社区康复是WHO提出的在21世纪实现人人享有基本医疗保健和康复服务目标的最好形式。

医疗机构康复与社区康复这两种基本的康复服务方式是互相联系、互相促进的,如果没有康复医疗机构,社区康复将缺乏人员培训基地和技术支持,康复中的复杂问题、疑难问题也无处解决。另一方面如果没有社区康复的推广,残疾人的普遍康复问题就难以解决。所以需要同时存在一定数量的康复医疗机构与社区康复才能较好地解决群众的康复问题。

思 考 题

一、选择题

1. 下面哪一项不属于康复医学的基本原则(　　)
   A．功能训练　　　　B．早期同步　　　　C．积极参与　　　　D．团队协作
   E．回归社会

2. 下面哪一项不符合IBR的特点(　　)
   A．人员配备齐全　　　　　　　　　　B．设备完善
   C．专业技术水平较高　　　　　　　　D．专业人才培养基地
   E．康复技术简便有效

3. 下面哪一项不是CBR的特点(　　)
   A．由社区组织领导　　　　　　　　　B．贯彻全面康复方针
   C．低成本高效益　　　　　　　　　　D．残疾人家庭参与
   E．因资源所限,针对少数病种

二、简答题

1. 怎样理解康复医学的基本原则及其内涵?
2. 简述康复医学的基本服务方式及其特点。

参考答案:

选择题1～3题:CEE

第五章 康复医学机构

> **学习目标**
> 1. 掌握康复中心、综合性医院的康复医学科等康复医学机构的特点与机构设置。
> 2. 熟悉康复门诊、疗养院、社区康复站的服务特点。
> 3. 了解康复评定与康复治疗设备的种类及名称。

> **重点内容提示**
> 康复中心、综合性医院的康复医学科的特点与机构设置。

第一节 康复医学机构的组织形式

康复医学机构按其组织形式可分为医院型、门诊型、疗养型和不完全康复型。最常见的康复医疗机构有康复中心（康复医院）、综合性医院的康复医学科、康复门诊、社区康复站（点）等。

一、康复中心

康复中心属于专门从事康复医疗专科性质的医疗机构。此类康复机构具有独立的、综合的康复设施，设有住院部、护理部及相关配套设施，适应各种功能障碍者门诊或住院康复。其主体为康复诊断和康复治疗部门。如中国康复研究中心、广东工伤康复医院即属于此。

康复中心是康复专业人才、康复设备和康复技术集中的医疗机构，也是康复医疗、康复科研和康复教学培训相结合的机构，是发展康复医学的骨干力量和重要基地。

康复中心按其功能和性质可分为综合性康复中心和专科性康复中心两类。

（一）综合性康复中心

综合性康复中心收治各类残疾患者，规模较大，具有完善的康复设施，设置有门诊部、住院部、治疗部等不同部门，各类康复评定和康复治疗科室齐全。有康复医师、有关学科的临床医师、康复护士、物理治疗师、作业治疗师、语言治疗师、心理治疗师、中医传统治疗师、假肢矫形师等专业技术人员组成的康复医疗团队。残疾患者能接受到临床诊断与治疗、系统的功能评定与康复治疗服务。此类机构还兼有康复医学科研工作。综合性康复中心的组织结构如图5-1。

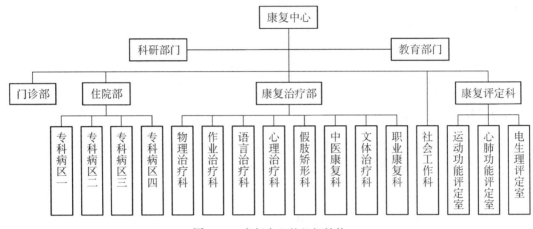

图5-1 康复中心的组织结构

(二) 专科性康复中心

专科性康复中心是以收治某一类残疾患者为主的康复机构,如脊髓损伤康复中心、儿童脑性瘫痪康复中心、老年病康复中心、听力康复中心等。

二、康复门诊

康复门诊是指单独设立的康复诊疗机构,可以对来诊患者提供门诊式康复诊疗服务。康复门诊不设专门的康复评定和康复治疗科室,不设病床,只为门诊患者提供康复服务。

三、综合性医院的康复医学科

综合性医院的康复医学科为综合性医院的一个科室,设有康复门诊、康复病房、相关康复治疗室,具有相应的康复设施。直接接受门诊及临床各科转诊患者,为其提供康复诊疗服务,所以接受康复诊疗的病者较多。在工作过程中,康复医学科与相关临床科室密切协作,可以为急性期、恢复早期各种功能障碍患者提供早期的康复医学服务,也可以为需要后期康复的患者提供康复诊疗服务,还能为所在社区的残疾人康复工作提供康复医学培训和技术指导。

综合性医院的康复医学科作为一种康复医疗机构的存在形式,是我国康复医疗机构中的主体,在我国分布广泛,数量较大,占有主导地位。卫生部颁布的《医院分级管理标准》中明确要求二、三级医院必须设立康复医学科,并规定了二、三级医院康复医学科室的专科设置标准和要求。

综合性医院的康复医学科在国内康复医疗服务中的作用和意义重大,其设置如图5-2。

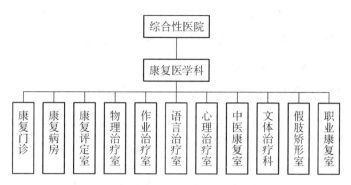

图 5-2 综合性医院康复医学科的设置

四、疗养院

疗养院是在康复医学理论指导下,将各种疗养因子(包括疗养的自然环境)与康复诊疗措施相结合,促进慢性病者、老年病者、手术后患者及其他伤残者康复的康复医疗机构。

在我国,可根据疗养的性质和行业的需要将疗养院分为若干种类。

五、社区康复站

社区康复站是指在社区范围内,因地制宜地采用简便的技术和设备而建立起的为残疾病人提供康复服务的基层康复部门,是社区康复工作网的基本组成单位。在我国,具体的社区康复站形式有:县乡(镇)及地段医院开设的康复服务部门,街道、乡(镇)设立的康复站,街道、乡(镇)等基层残疾人组织建立的康复站等。现在全国已建立起县、乡两级社区康复站近万个,使社区康复工作得到迅速发展。

第二节 康复医疗常用设备

康复医疗常用设备是康复医疗服务的重要资源,是指用于康复评定、康复治疗的仪器、用品和用具。按用途可分为康复评定类设备、康复治疗类设备。

一、康复评定设备

(一)测量关节运动范围的设备

如通用量角器、方盘量角器、手指量角器、脊柱测量器等。

(二)测量肌力的设备

如握力器、捏力器、拉力器、电子测力仪、等速肌力测定仪等。

(三)生物力学检查仪器

如步态分析仪、下肢负重测定仪、前臂稳定度测量仪、平衡检测仪、九孔插板、动作分析仪等。

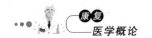

(四) 电生理学检查设备

如肌电图仪、诱发电位检查仪(包括视、听、体感)、低频电诊断仪等。

(五) 心肺功能及代谢当量测试设备

如功率自行车、活动平板、多导联心电仪、肺功能测定仪、血氧分析仪等。

(六) 语言功能评定设备

言语障碍筛查量表、相关图(卡)片、复读机等。

(七) 认知评定设备

如失认症检查用品、认知能力筛查用量表、注意单项智商测定用品、观察力单项智商测定用品、失用症检查用品、记忆单项智商测定用品、思维单项智商测定用品、心理测试用品等。

(八) 其他设备

如血压计、计步器、人体磅秤、身高尺、卷尺、皮脂厚度测量用具、疼痛测定问卷、社会生活能力测定量表、FIM测定用表等。

康复评定设备是对患者的功能障碍的部位、性质、类型、程度等进行科学、准确的评定的保证。

二、康复治疗设备

(一) 理疗设备

1. **低频电疗设备** 如直流感应电疗仪、低频脉冲电疗仪、神经肌肉电刺激治疗仪、经皮神经电刺激(TENS)治疗仪等。

2. **中频电疗设备** 如音频电疗仪、电脑中频治疗仪、立体动态干扰电疗仪等。

3. **高频电疗设备** 如短波治疗仪、超短波治疗仪、微波治疗仪、毫米波治疗仪等。

4. **光疗设备** 如红外线治疗仪、紫外线治疗仪、氦氖激光治疗仪、二氧化碳激光治疗仪等。

5. **磁疗设备** 如旋磁疗机、电磁疗机等。

6. **超声波治疗设备** 如超声波治疗仪等。

7. **蜡疗设备** 如蜡疗机。

8. **肌电生物反馈治疗仪**。

9. **水疗设备**。

10. **其他理疗设备** 如冷疗机、压力治疗仪、中药熏蒸仪、音乐电疗仪等。

(二) 运动治疗设备

1. **基本设备** 如训练用扶梯、训练用软垫、平行杠、姿势矫正镜、PT训练床、PT治疗凳、电动起立床、麦青基床(多功能手法治疗床)、功能牵引网架及附件、BOBATH训练球、肋木、肩梯等。

2. **肌力训练设备** 如系列沙袋、系列哑铃、墙拉力器、划船器、股四头肌训练器、等速训练仪、多功能肌力训练器。

3. 关节训练设备　如滑轮吊环训练器、肩关节旋转训练器、前臂旋转训练器、腕关节屈伸训练器、髋关节旋转运动器、踝关节跖屈背伸运动器、踝关节矫正站立板、关节持续性被动训练器(髋、膝、踝、肩、肘、指、腕关节 CPM)等。

4. 平衡、站立训练设备　如平衡训练器、训练用直立平台、平衡功能训练系统、减重步行训练系统、站立架、液压式踏步器、助木。

5. 增强耐力设备　如训练用功率自行车、医用活动平板。

6. 牵引设备　如颈椎牵引装置、腰椎牵引床。

(三) 作业治疗设备

1. 上肢功能训练设备　如升降 OT 桌、作业治疗凳、电脑＋游戏盘、沙磨板、简易滑轮、木插板、铁棍插板、手指阶梯、分指板、滚桶、上螺丝、上螺母、橡筋手指肌力训练器、套圈、站立架、升降站立架、橡皮泥、积木握力器、捏力器、分指器等。

2. 文体治疗用具　如象棋、跳棋、围棋等棋类、篮球、足球、排球、乒乓球类、飞镖、橡皮泥、绳结、折纸、书法、绘画用品、玩具、黏土及陶器制作用具、竹编或藤编工艺用具等。

3. 认知训练设备　如电脑＋光盘、认知软件、学习机、拼图、卡片、积木、地图、玩具、实物、计算机辅助认知训练系统等。

4. 日常生活活动(ADL)训练设备(施)　如床及餐桌椅等家具,电视机、电脑、微波炉等家电,模拟厨房及厨具、模拟厕所及卫生用具、梳子等日常生活用品、自助具等。

5. 康复辅助器具　如系列轮椅、残疾车、助行架、洗澡椅、坐厕椅、手杖、腋杖、肘杖、转移板、各类自助具、支具与矫形器、听力残疾人用品、视力残疾人用品、专业书籍等。

6. 职前训练设备　如电脑、打印机、编织工具、缝纫机、电子元件组装器材、制图用器材、木工器材、机械维修基本工具、维修工具(金工)、各类材料等。

(四) 语言治疗设备

如耳鼻喉科检查用具、口形矫正镜、录音机、复读机,以及语言治疗用具如汉语失语检查治疗用表格、实物、图(卡)片、纸、笔、矫形镜、交流画板、计算机语言训练系统等。

(五) 中医康复治疗设备

如针灸针具、皮肤针、三棱针、电针仪、竹吸筒、刮痧板、系列玻璃火罐、按摩床等。

(六) 支具与假肢、矫形器设备

如假肢、矫形器的制作材料,制作与调试工具,常用的一些支具与矫形器如肩外展矫形器、固定式肘矫形器等各类上肢矫形器,膝伸展矫形器、膝内外翻矫形器等各类下肢矫形器,腰围、颈托、护膝等护具,书写辅助器、自助套环、穿衣钩等自助具。

(七) 儿童康复训练设备

1. 基本设备　如儿童训练扶梯、儿童平行杠、儿童作业工作台、训练套圈、儿童认知训练组件、儿童滚桶、儿童肋木、巴氏球、花生球、弹跳球、钻笼、钻滚筒、儿童股四头肌训练椅、儿童站立架、爬行架、儿童蹦跳器(带扶手)、儿童安全椅、儿童助行器、儿童分指板、智力训练组合、波波池(球浴)、儿童图形认知组件等。

2. 儿童感觉综合训练设备　如万象组收拾袋、平衡步道、平衡触觉板、蜗牛平衡板、圆形滑车、平衡踩踏车、圆形转转台、踩踏石、脊椎坐垫、跳袋、大龙球、羊角球、贝软球、宝贝软式橄榄球等。

随着计算机技术、电子技术、材料技术等技术的不断发展，也促进了康复医疗设备的发展。康复评定与康复治疗设备不断推陈出新，仪器设备门类品种更多，且更加智能化、高质量化，使得专项评定的结果更具准确性，康复治疗的效果更好。

思 考 题

一、选择题

1. 下列哪项不属于康复医学机构的组织形式（　　）

　　A．康复医院　　　　B．疗养院　　　　C．康复门诊　　　　D．日间医院

　　E．社区门诊

2. 下列哪项不属于综合性康复中心的特点（　　）

　　A．可收治各类残疾患者　　　　　　　B．康复设施完善

　　C．在我国数量较多　　　　　　　　　D．配备有关学科的临床医师

　　E．兼有康复医学科研工作

3. 下列哪项不属于综合性医院康复医学科的特点（　　）

　　A．是康复专业人才、康复设备和康复技术集中的医疗机构

　　B．方便为患者早期的康复医学服务

　　C．能为社区康复工作提供培训和指导

　　D．在我国数量最大，占有主导地位

　　E．设有康复门诊和康复病房

4. 下列哪项不属于康复医疗设备（　　）

　　A．握力器　　　　B．多导联心电仪　　　　C．激光治疗仪　　　　D．呼吸机

　　E．系列沙袋

5. 下列关于社区康复的说法不正确的是（　　）

　　A．是基层康复部门　　　　　　　　　B．当前是我国主要的康复服务形式

　　C．乡镇医院的康复服务属于此　　　　D．在社区范围内

　　E．地段医院的康复服务部门属于社区康复

二、简答题

1. 简述康复医疗机构有哪些组织形式，各有何特点？

2. 简述康复医疗设备的分类。

参考答案：

选择题 1～5 题：ECADB

第六章
康复医学专业人员及其工作方式

学习目标

1. 掌握康复协作小组的组成、康复流程、康复病历的特点和康复治疗病历的内容与要求。
2. 熟悉不同康复专业技术人员的职责、康复诊疗工作方式和流程。
3. 了解国内外康复专业技术人员的结构及特点。

重点内容提示

康复医学专业人员的结构、职责及工作方式,康复医疗常规。

康复医学是一门多专业和跨学科的医学学科。所谓多专业是指常涉及内科、骨科、神经科、老年科及儿科等专业,所谓跨学科是指直接联系着物理学、工程学、心理学、教育学及社会学等多个学科。在康复治疗工作中需要多个专业人员参与,以团队工作方式对患者进行康复评价和治疗、教育及训练,以取得最理想的康复效果。在以下的章节中,将会从康复医学专业人员的结构、职责、工作方式与流程、康复医疗常规等方面进行详细介绍。

第一节 康复医学专业人员的结构

一、国外康复医学专业人员的结构

在康复医学发达的国家,康复医学专业人员的结构主要包括:康复医师、康复护士、物理治疗师、作业治疗师、文体治疗师、社会工作者、职业咨询人员等。虽然专业人员结构门类齐全、分工精细,但是在实际的康复工作中,医疗、教育、职业、社会四个康复领域的工作互有联系,因而一个康复专业人员往往直接或间接地在多个康复领域发挥着作用。

近年来,康复医学在国际上有很大的发展,康复专业协作组又增加了以下一些专业人员,包括音乐治疗师、舞蹈治疗师、园艺治疗师、儿童生活指导治疗师和康复营养师等。

在一些发达国家,如美国和澳大利亚,其康复医疗专业人员基本涵盖了以上所涉及的所有类型。但是,需要说明的是,专业人员的分类只是一种相对的分类,在不同的康复机构会有不同程度的出入,而每一个康复专业人员实际上往往会充当多种角色。

二、我国康复医学专业人员的结构

由于我国康复医学事业起步较晚,与国外康复专业人员的结构相比较有两个特点:一是我国配有传统康复医学专业人员,如中医师、推拿按摩针灸师,且具有中国传统康复医学的特色;二是由于康复医学发展现状和国情的影响,康复治疗师还没有比较细的专业分科,提倡的是一专多能。所以,我国目前康复治疗专业人员的培养目标是康复治疗师,而不是单纯的物理治疗师、作业治疗师和言语治疗师。

根据我国卫生部颁布的综合医院分级管理标准,结合我国康复医学专业队伍的状况和康复医学实际情况,康复医学专业人员的结构在不同康复机构中有所不同。

对于特大型的康复中心,其服务项目和设备齐全,配备的康复专业人员比较全面,分类较细。如北京的中国康复研究中心,其现代化水平高、规模大,专业分类也非常细致。大中型的康复中心及专科康复医院,由于服务项目较少,康复专业人员的设置就没有特大型康复中心那样全面和细致。

对于三级医院的康复科和大、中型的康复医院,康复专业人员的配备要求是:康复医师、康复护士、物理治疗师、作业治疗师、言语治疗师、心理治疗师、康复工程师、中医康复治疗师、社会工作人员。

对于二级医院的康复科或康复门诊,康复专业人员应配备:康复医师、康复护士、物理治疗师、中医康复治疗师,这些治疗师应能兼做作业治疗和言语吞咽矫治工作。

对于一级医院康复站则要结合社区康复工作配备一专多能的专业人员。

第二节 康复医学专业人员职责

从康复门诊、接诊至出院的整个康复医疗流程由以下连续的环节构成:康复科门诊及由临床各科转来的患者→接诊→临床诊察、各种检查及有关专科会诊→初期康复评定→制定康复治疗计划→门诊或住院的康复治疗→中期康复评定→修订治疗计划→进一步的康复治疗→后期康复评定和结局的评定→出院后的安排。整个康复医疗流程是各类康复专业人员按其职责互相协作的工作过程,其各自的职责如下所述。

一、康复医师

康复医师(rehabilitation physiatrist)是康复协作组的组织者。

(1) 接诊病人、采集病历、体格检查。主持康复评定,列出病人存在的需要康复的问题,制订进一步检查、观察和康复治疗计划。

(2) 对住院患者负责查房和会诊。开出临床康复医嘱或做出康复处理,对门诊患者负责复查和处理。

(3) 负责各部门康复治疗工作的指导、监督和协调。

(4) 主持病例讨论、出院前病例分析和总结,决定能否出院,制订出院后的康复计划。

(5) 高年资医师主持康复专业协作组的工作,负责领导本专业的康复医疗、科研和教学工作。

二、康复护士

康复护士(rehabilitation nurse)在康复病区工作,负责住院患者的康复护理工作。

(1) 履行基本护理职责。

(2) 执行康复护理任务:

1) 体位护理;

2) 压疮护理;

3) 肠道护理;

4) 膀胱护理;

5) 康复心理护理;

6) 配合康复治疗部门,在病区内进行床边物理治疗、作业治疗、言语治疗等;

7) 协助指导患者使用轮椅、假肢、自助具、矫形器;

8) 协助患者进行体位转移。

(3) 对患者及家属进行康复卫生知识宣教。

(4) 兼任社会医学工作。做好患者与家庭、患者与工作单位、患者与其社区之间的联系工作,反映患者的思想状态、困难和要求。

(5) 保持病区卫生、整齐、安静、有序,保证患者有良好的康复环境。

三、物理治疗师

物理治疗师(physical therapist,PT)主要负责肢体运动功能的康复评定和训练,尤其是对神经肌肉、骨关节和心肺功能的评定和训练,经评定后制定和执行物理治疗目标和计划。

(1) 进行运动系统功能评定,如关节活动范围、肌力、耐力、平衡能力、体位转移能力、步行能力及步态的评定。

(2) 指导患者进行提高肌力和耐力的训练。

(3) 指导患者进行增加关节活动范围的训练。

(4) 指导和辅助患者进行步行训练,纠正异常的步态,提高步行能力。

(5) 指导患者进行各种医疗体操训练,提高神经肌肉、骨关节的运动功能,并调整内脏功能和精神状态。

(6) 为患者进行肢体被动活动、牵拉、关节松动术和神经易化技术等徒手治疗。

(7) 对患者进行电、光、水、热、磁、超声等物理因子治疗。

(8) 对患者进行关于促进和维持运动的健康宣教。

四、作业治疗师

作业治疗师(occupational therapist,OT)负责指导患者进行有目的的作业活动、文娱活动或工作模拟训练,以恢复或改善其生活自理能力、学习和职业工作能力。对永久性残障患者,训练他们使用各种自助器具或调整家居、工作环境,以补偿功能的不足。具体职责如下所述。

(1) 功能检查及评定

1) 日常生活活动能力:包括吃饭、洗漱、上厕所、步行、上下楼梯等活动。

2) 认知能力:包括定向能力(辨认时间、地点和人物的能力)、计算力、注意力、记忆力和解决问题的能力。

3) 感知觉能力:包括认识身体的部位、认识空间等能力。

4) 家务活动能力:包括买菜、做饭、整理卫生等能力。

5) 职业能力:不同职业需要不同层次的能力,如手工业者需要比较熟练的手部操作能力。

(2) 对患者进行日常生活活动训练。

(3) 对患者进行感觉和知觉训练。

(4) 对患者进行家务活动能力训练。

(5) 对患者进行使用生活自助器具、假肢和矫形器的指导。

(6) 指导患者进行职业劳动训练,对改变职业的患者进行职业能力评定,并作职业咨询指导。

(7) 了解患者居住设施条件,对患者存在障碍之处提出改建意见和方案。

五、言语治疗师

言语治疗师(speech therapist,ST)负责对各种言语及吞咽障碍加以矫治,为言语和吞咽障碍者提供各种言语和吞咽功能的评定和治疗,以恢复语言沟通和摄食吞咽能力。

(1) 对患者的言语相关能力进行检查评定,如失语症、构音障碍、听力、吞咽功能等检查。

(2) 对神经系统病变、缺陷导致的言语交流障碍进行言语训练。

(3) 对患者进行听理解训练、阅读理解训练、发音构音训练、言语表达训练和书写训练等。

(4) 无喉言语训练及喉切除术前言语功能咨询。

(5) 对口腔缺陷者进行言语交流能力训练。

(6) 指导患者使用非语音语言沟通器具。

(7) 对吞咽功能障碍者进行治疗及处理。

(8) 对患者及家人进行言语交流的康复卫生教育。

六、心理治疗师

心理治疗师(psychological therapist)负责在康复治疗小组内配合其他康复专业人员对患者进行心理测验,提供心理咨询,进行心理治疗,使患者得到心理康复,促进全面康复。

(1) 进行心理测验和评定,如智力测验、心理测验、人格测验、精神状态测定、职业适应性测验等。

(2) 根据心理测验结果,对患者的总体功能评定及治疗计划提供治疗意见。

(3) 对患者提供心理咨询服务,特别是关于患者如何面对残疾、处理婚恋家庭和职业问题等。

(4) 对患者进行心理治疗。

七、假肢与矫形器师

康复工程师在广义上处理与康复生物工程有关的各类事宜,但目前最主要的从业人员是假肢与矫形器师(prosthetist and orthotist,P&O)。假肢与矫形器师在假肢及矫形器室工作,接受康复医师或矫形外科医师介绍就诊的患者,从事设计和制作康复工程器具的工作。

(1) 对患者进行肢体测量及功能检查,确定假肢或矫形器的尺寸。
(2) 制作假肢或矫形器。
(3) 训练患者试用做好的假肢或矫形器,随时检查和进一步修整,直至合适为止。
(4) 指导患者使用和保养假肢或矫形器的方法。
(5) 根据患者使用假肢和矫形器的复查情况,进行校正和修补。

八、中医康复治疗师

中医康复治疗师(traditional chinese medicine therapist,TCMT)是我国特有的康复医学专业人员,职责是贯彻康复医疗中西医结合的原则,充分发挥传统中医学优势,将中医治疗方法中的精华部分应用于临床,与其他的康复协作组成员共同促进患者的康复。

(1) 参加康复治疗小组病例讨论会,以中医学的观点对制订患者总康复计划提出建议。
(2) 负责中医会诊,对需要使用中医方法治疗的患者开出中医药医嘱和处方。
(3) 为需要针灸镇痛、治疗瘫痪、麻木或其他症状和疾病的患者进行针灸治疗。
(4) 为需要推拿按摩的患者进行治疗,以促进运动功能、感觉功能的恢复,缓解疼痛,调整内脏功能,预防继发性疾病。

九、文体治疗师

文体治疗师(recreation therapist,RT)通过组织患者参加相应的文娱、体育活动,进行功能训练,达到恢复功能、促进身心健康的效果。

(1) 对患者生活方式、兴趣爱好、情绪特征进行评定。
(2) 为患者制定相应的文体活动计划。
(3) 组织患者参加治疗性文体活动。
(4) 指导患者培养健康的生活方式。

十、社会工作者

社会工作者(social worker,SW)是促进患者社会康复、顺利融入社会的工作人员。

(1) 了解患者的生活方式、家庭状况、经济情况及社会处境,评价其回归社会需要解决的问题。
(2) 了解患者的愿望和要求,共同探讨出院后如何适应家庭生活和回归社会,帮助患者正确对待现在和将来可能存在的问题,解决思想问题和态度障碍,同时向患者家属做征询意见和解释工作。
(3) 帮助患者与其家属、工作单位、街道、乡镇、福利、服务、保险、救济和社会团体等方面取得联系,求得帮助,争取支持,为回归社会创造条件。
(4) 在患者出院后进行随访,并在一定程度上帮助患者解决生活上的困难。

十一、职业咨询师

职业咨询师(vocational counselor)是促进患者职业康复的工作人员。
(1) 了解患者的职业兴趣,评定患者的职业基础和就业能力。
(2) 为新就业或需要改变职业的患者提供咨询服务。
(3) 组织求职技能训练,开展工作态度和劳动纪律等方面的教育及就业训练。
(4) 帮助患者联系求职,提供就业信息。

第三节 康复医学专业人员的工作方式与流程

一、康复医学专业人员的工作方式

由于康复医学是由多个跨学科的专业人员组成,所以在解决患者的功能障碍的过程中,常采用多专业联合的形式,由各专业共同组成康复协作组(team work),围绕共同康复目标,各尽其责,综合协调应用各种措施,完成康复任务。康复治疗组的组织者是康复医师,其他成员由物理治疗师、作业治疗师、言语治疗师、心理治疗师、中医治疗师、康复工程师、社会工作者等组成。康复治疗组核心与组成关系见图 6-1。

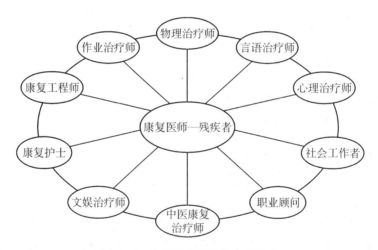

图 6-1 康复协作组的核心与组成

康复协作组在康复医师的组织领导下,各学科的专业人员各抒己见,对康复对象的功能障碍的性质、部位、严重程度、发展趋势、预后和转归等充分发表意见,各自提出近、中、远期的康复目标,最终由康复医师归纳总结出一个完整的康复治疗计划,由各专业分头付诸实施。在治疗过程的中期再召开治疗组会议,对治疗计划的执行结果进行阶段性的评价,根据存在的问题对治疗计划进行修改和补充。在治疗结束时再召开治疗组会议,对康复疗效进行总结,评定患者总的进展情况和功能现状,提出下阶段治疗或出院后进入家庭和社会的康复安排。

对于康复协作组的团队工作方式,其优缺点在第三章第一节中已表述。WHO对发展中国家提倡培养一专多能的康复治疗专业人员,以解决专业分工过细、编制人员过多的问题。

在我国,康复治疗组的组成形式,既体现康复医学的特点,又要切合工作实际,治疗组的人员组成按照治疗量需要尽量精简,人员一专多能,随患者病情需要而动态变换。康复治疗组基本可由康复医师、物理治疗师、作业治疗师、康复护士组成主体,若有中枢神经系统功能障碍者再加入言语治疗师;若有运动功能障碍者再加入康复工程师;若患者存在心理障碍再加入心理治疗师;若暂无作业治疗师可由物理治疗师代替;若暂无言语治疗师可由康复医师代替;社会工作内容可暂时由管理人员负责等。如有特殊情况,可根据实际需要邀请有关专业人员参加,康复治疗组人员的组成应是动态的,在康复治疗的不同时期,根据患者的需要随时做出调整。

二、康复医疗的工作流程

从对患者的接诊到出院,康复医疗的整个流程如下:

康复科门诊及由各科转来的患者→接诊→临床观察、影像学检查、实验室检查及有关专科的会诊→各专业人员对患者进行功能和能力的评定(初期评定)→据此制定康复治疗目标和计划→实施康复治疗→治疗中期再次的康复评定(中期评定)→修订康复治疗计划→后续的康复治疗→治疗后期的康复评定和结局的评定(末期评定)→出院后的安排(如重返工作岗位、转到休养所治疗、继续门诊治疗或在社区治疗等)。以上的康复医疗流程完整,环环相扣,运作流畅,才能确保康复治疗的顺利进行,达到预期的康复效果。康复医疗工作的流程见图6-2。

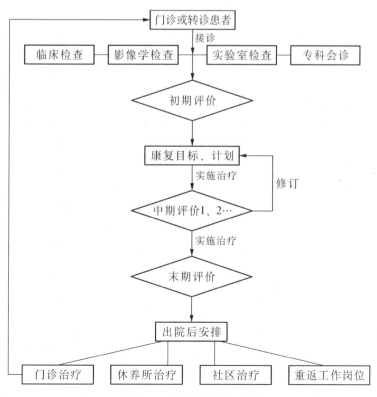

图6-2 康复医疗工作流程

第四节 康复医疗常规

一、康复病历

一般的医疗记录和病史记录记载不能完全反映某个体躯体、精神及社会活动方面的能力,因此,康复病历的建立,对于残疾患者的康复需要而言是非常必要的。康复病历是康复医疗部门为患者所设的有着专科特点的病历,是对患者进行问诊、体格检查、功能评估、各种实验室检查、影像学检查、诊断、残疾评估和分析以及康复治疗过程的综合记录,主要由康复医师填写,并附有康复治疗部门(如物理治疗、作业治疗、言语矫治等)的专科记录和其他检查报告。完整的康复病历是医务人员正确地进行疾病诊断、功能评估、残疾分析、制定康复计划、检测康复疗效、确定残疾人回归社会等问题的依据,也是进行康复科研、教学和临床经验总结的宝贵资料。同时,与其他一般的临床病历一样,在处理医疗纠纷时,康复病历也是重要的法律文件和依据。

(一)康复病历的特点

康复病历主要涵盖的病种是有功能障碍、需要全面康复的残疾人和(或)具有功能障碍的慢性病、老年患者,它与其他临床科为急性病患者所设计的病历不同。康复病历具备以下四方面的特点。

1. 康复病历是以残疾为中心的病历　其他临床专科病历则以疾病为中心。康复病历在明确了疾病的医学诊断后,更为重视的是疾病所引起的功能和能力的丧失。在康复病历中应反映出功能的水平、障碍的性质和程度、残疾的范围、患者对残疾的适应情况和分析康复方面需要解决的问题,拟订康复的目标和方案。

康复病历是功能评估的病历。普通临床病历只重视对临床症状和病理体征的描述,康复病历不仅要对运动、感觉、言语、心理和生活、学习工作的活动功能做出详细的评估,尤其重视评估残余的功能以估计康复的潜力,并拟定功能康复的措施(采取的途径、重点等)。

2. 康复病历是综合评估的病历　康复的目标是要让患者全面地从医学上(身体上和精神上)、教育上、职业上和社会上都得到康复。因此,康复病历的内容应是全面反映患者的心理状态、生活方式、职业情况、社会生活的资料,并对此进行综合、全面的评估,对疾病或残疾者的配偶、家人或有关人员的情况也需有较详细的记录。因此,残疾者在生活中常需要借助轮椅、假肢矫形器等辅助器具,对这些用品的情况也应加以记录。

3. 康复病历是跨学科评估的病历　如前所述,一份完整的康复病历需要由一个具有跨学科性质的康复专业协作组来采集和填写。康复医师对采集病历、体格检查和总的评估固然起着重要的作用,但综合的、全面的评估则是由多方面专业的评估组成的。例如:进行多种作业能力的评估要靠作业治疗师;言语能力的评估要靠言语治疗师;心理和精神状态的评估要靠心理治疗师;患者的社会、家庭问题等的评估要靠社会工作者等。由此可见,分科病历亦为必要。康复专业协作组通过分工合作,共同完成对患者的综合评估任务。康复专业协作组在这种评估的病历中体现出以下六种功能:

(1)把握残疾患者的整体需要　就是说,作为康复医学工作者,不仅要了解认识患者躯体功能的障碍,同时还必须了解这种躯体功能障碍可能给患者在生活、职业能力和心理社会能力方面造成的影响、影响程度以及患者本人对康复疗效的期望值。这样,在对患者的情况全面认识的基础上才能制定出切实可行的康复治疗计划。

(2) 对康复治疗的结果进行预测　康复专业协作组各成员在对患者进行病史采集、体检和总体评估的基础上,经协作组做出综合、全面的评估,并以此为依据对经过康复医疗、训练之后的患者可能达到的康复目标进行预测。

(3) 决定康复治疗的基本方针　康复专业协作组在综合研究、分析患者评估材料的前提下,提出对患者的近期、远期的康复治疗目标。

(4) 确定康复治疗的内容和责任的分工　在明确了对患者的基本康复治疗方针之后,专业协作组即提出康复计划并做出康复治疗的具体分工。

(5) 落实康复计划的具体实施　根据康复治疗的总体计划,康复专业协作组的相关成员,PT、OT、心理治疗师等专业人员分别具体落实操作各自的康复治疗项目,使康复治疗计划进入实施阶段。

(6) 评价康复治疗的结果　这一操作贯穿于患者康复治疗的全过程。也就是说,在康复治疗的进程中,要不断地对康复治疗效果及出现的问题等定时地进行讨论并提出相应的对策。

4. 康复病历的三期评定特点　康复评定主要是指对患者功能的全面评定,包括对运动、感觉、知觉、语言、认知、职业、社会生活等方面的功能评定。完整的康复病历应包括有三期评定的内容。通常,康复科的患者都由康复协作组对其进行"三期评定",即初期评定、中期评定和末期评定。所谓初期评定,就是在对患者制定康复计划和开始康复治疗之前进行的首次评定。一般是在患者入院后的3～5日内完成。

由协作组组长(一般由康复医师担任)牵头,由协作组各专业成员根据各自对患者检查评估的情况集中研讨以下内容:

(1) 找出患者的主要功能障碍;

(2) 确定康复治疗的目标;

(3) 制定康复治疗计划和提出注意事项;

(4) 预测康复治疗效果及可能影响康复治疗的因素;

(5) 尽早对患者实施康复治疗。

初期评定在整个康复治疗过程中起着至关重要的作用。此时制定的治疗目标和计划是否准确将影响到后面的康复疗效。中期评定是在康复疗程的中期进行,原则上一个月评定一次。若患者住院时间较长,可进行多次,目的是了解经过一段时间的康复治疗之后患者的功能改变情况,即是否改善、恶化或不变,并分析功能改善的原因,以此作为调整康复治疗计划的依据。末期评定是在康复治疗计划结束、患者回归社会或出院前一周进行,其目的是评定患者总的功能状况,评价康复治疗效果,提出今后重返社会或进一步康复的建议。将评定重点放在运动能力、生活自理能力、工作社交能力,以及日常生活能力评估、言语功能(听力、说话能力、书写能力等)检查、医学心理学检查(精神状态、心理及行为表现)、神经肌肉电生理检查、职业能力评估、社会生活能力评估、小儿智力发育评估检查等。

以下附录为某脊髓损伤患者的康复病历中的三期评定记录。

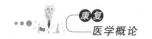

【附1】 以脊髓损伤为例。

初期评价记录表

姓名:鲁某 性别:男 年龄:28岁 科别:神经科 床号:42 住院号:000×××

发病日期:2003-1-25,入院日期:2003-12-8,首次治疗时间:2003-12-9

病情摘要:

患者于2003年1月25日坐摩托车与小汽车相撞致头颈部外伤后遗留运动感觉及二便障碍,曾在××市中医院行针灸、推拿、理疗、中药等治疗,治疗后效果不佳,现为进一步康复治疗于2003年12月8日入我院。(详情见首次治疗记录)

诊断:

(1)C_5椎体骨折术后;(2)C_6 SCI B型(ASIA2000)

目前功能及问题:

(1) 综合功能:ASIA运动功能评分22分,感觉功能评分128分,轻触觉和针刺觉各64分,球海绵体反射阳性,肛管黏膜反射阳性,肛门括约肌无自主收缩,骶部浅感觉保留。

(2) ROM:双踝关节背屈PROM可达0度,余各关节PROM正常。

(3) MMT:双肩前屈、后伸、外展、内外旋肌群肌力5⁻级,双屈肘肌群肌力5级,伸肘肌力2级,前臂旋前旋后肌力5级,双腕背伸肌力4⁺级,双下肢各肌群肌力0级。

(4) 肌痉挛:改良Ashworth评价双屈髋肌群、内收肌群、股四头肌1⁺级;小腿三头肌3级。

(5) 平衡和功能活动:长坐位、端坐位平衡1级;不能独立完成翻身,卧坐、坐站及床椅转移、步行不能。

(6) 感觉:双侧轻触觉和针刺觉均从C5以下减退,骶部浅感觉保留。颈部、双侧锁骨区及双上肢痛觉过敏。

(7) 肢体形态:四肢肌肉萎缩,鹰嘴突上10 cm:左右均为22 cm;鹰嘴突下10 cm:左19.2 cm,右20.2 cm;髌上10 cm:左38 cm,右37 cm;髌下10 cm:左30 cm,右29 cm。

(8) 反射:双侧肱二头肌、肱三头肌、桡骨膜反射活跃,双膝腱反射亢进,双跟腱反射活跃。双下肢Babinski征阳性,脊髓反射活跃。

(9) 其他:膀胱直肠功能障碍,自主神经反射增强。

治疗目标:

(1) 远期目标:穿戴矫形器平行杆内治疗性站立(6~8周)。

(2) 近期目标:

1) 双肩部肌力、伸腕肌力提高到5级,伸肘肌力提高到3级(4~6周)。

2) 长坐位、端坐位平衡提高到2级(4周)。

3) 可独立完成翻身(4周)。

不利因素:

病程较长。

有利因素:

患者积极配合治疗。

训练计划

(1) 肩带肌及双上肢残存肌力训练(沙袋、徒手抗阻等):以背阔肌、三角肌、肱三头肌为主,强度以10次最大重复量为准,每组10次,1~3组。

(2) 平衡功能及转移能力训练(抛球、视觉反馈等):长坐位和端坐位及翻身为主。

(3) 血管舒缩功能和呼吸功能训练(深呼吸训练、站立床等),每次15~30分钟。

(4) 四肢各关节活动度维持训练:被动运动或牵伸技术,应用于易出现挛缩的关节和肌肉。

(5) 教育指导:康复卫生知识宣教(良姿位摆放、正确的转移、皮肤的保护等)。

注意事项:
防止感觉减退区皮肤破损及注意转移时的安全。

治疗师:石某
评价日期:2003-12-9

中期评价记录表

姓名:鲁某　　性别:男　　年龄:28岁　　科别:神经科　　床号:42　　住院号:000×××
发病日期:2003-1-25,入院日期2003-12-8,首次治疗时间:2003-12-9,第1次评价

训练经过:
(1) 肩带肌及双上肢残存肌力训练(沙袋、徒手抗阻等):以背阔肌、三角肌、肱三头肌为主,强度以10次最大重复量为准,每组10次,1~3组。
(2) 平衡功能及转移能力训练(抛球、视觉反馈等):长坐位和端坐位及翻身为主。
(3) 血管舒缩功能和呼吸功能训练:深呼吸训练、站立床等,每次15~30分钟。
(4) 四肢各关节活动度维持训练:被动运动或牵伸技术,应用于易出现挛缩的关节和肌肉。
(5) 教育指导:康复卫生知识宣教(良姿位摆放、正确的转移、皮肤的保护等)。

进展情况:
(1) 右伸肘肌力提高到3级,双侧腕伸肌力提高到5级。
(2) 双腿交叉下可独立向右侧翻身,向左侧翻身需少量帮助。
(3) 小腿三头肌由3级降到2级。

尚存问题:
(1) 综合功能:ASIA运动功能评分23分,感觉功能评分128分,轻触觉和针刺觉各64分,球海绵体反射阳性,肛管黏膜反射阳性,肛门括约肌无自主收缩,骶部浅感觉保留。
(2) ROM:双踝关节背屈PROM可达0度,余各关节PROM正常。
(3) MMT:双肩前屈、后伸、外展、内外旋肌群肌力5⁻级,双肘屈肌群肌力5级,伸肘肌力3级,前臂旋前旋后肌力5级,双腕背伸肌力5级,双下肢各肌群肌力0级。
(4) 肌痉挛:改良Ashworth评价双屈髋肌群、内收肌群、股四头肌1^+级;小腿三头肌2级。
(5) 平衡和功能活动:长坐位、端坐位平衡1级;不能独立完成卧坐、坐站及床椅转移,步行不能。
(6) 感觉:双侧轻触觉和针刺觉均从C5以下减退,骶部浅感觉保留。颈部、双侧锁骨区及双上肢痛觉过敏。

下一目标:
(1) 继续增强和维持双上肢残存肌力、耐力(4~6周)。
(2) 长坐位、端坐位平衡提高到2级(4周)。
(3) 可独立完成翻身(4周)。

训练措施:继续原训练方案。

治疗师:石某
评价日期:2004-1-9

末期评价记录表

姓名:鲁某　　性别:男　　年龄:28岁　　科别:神经科　　床号:42　　住院号:000×××
发病日期:2003-1-25,入院日期:2003-12-8,出院日期:2004-2-11,住院时间:63天

入院情况:
见《初期评价记录表》。

训练经过：

(1) 肩带肌及双上肢残存肌力训练(沙袋、徒手抗阻等)：以背阔肌、三角肌、肱三头肌为主，强度以10次最大重复量为准，每组10次，1~3组。

(2) 平衡功能及转移能力训练(抛球、视觉反馈等)：长坐位和端坐位及翻身为主。

(3) 血管舒缩功能和呼吸功能训练：深呼吸训练、站立床等，每次15~30分钟。

(4) 四肢各关节活动度维持训练：被动运动或牵伸技术，应用于易出现。

(5) 教育指导：康复卫生知识宣教(良姿位摆放、正确的转移、皮肤的保护等)。

目前情况：

(1) 综合功能：ASIA运动功能评分23分，感觉功能评分128分，轻触觉和针刺觉各64分，球海绵体反射阳性，肛管黏膜反射阳性，肛门括约肌无自主收缩，骶部浅感觉保留。

(2) ROM：双踝关节背屈PROM可达0度，余各关节PROM正常。

(3) MMT：双肩前屈、后伸、外展、内外旋肌群肌力5^-级，双肘屈肌群肌力5级，伸肘肌力3级，前臂旋前旋后肌力5级，双腕背伸肌力5级，双下肢各肌群肌力0级。

(4) 肌痉挛：改良Ashworth评价双屈髋肌群、内收肌群、股四头肌1级，小腿三头肌2级。

(5) 平衡和功能活动：长坐位平衡2级，端坐位平衡1级；可独立完成向两侧翻身，卧坐、床椅转移需少量帮助，步行不能。

(6) 感觉：双侧轻触觉和针刺觉均从C5以下减退，骶部浅感觉保留。颈部、双侧锁骨区及双上肢痛觉过敏。

(7) 肢体形态：四肢肌肉萎缩，鹰嘴突上10 cm左右均为24 cm，鹰嘴突下10 cm：左20 cm，右21.2 cm；髌上10 cm：左38 cm，右37 cm；髌下10 cm：左30 cm，右29 cm。

出院建议：加强功能锻炼，同时注意转移时的安全，定期复诊。

治疗师：石某

评价日期：2004-2-9

(二) 康复病历的范例

这里以运动治疗病案为例，对康复病历加以完整地介绍。以下【附2】为上述案例中鲁某完整的运动治疗病历。

【附2】

康复治疗记录

姓名：鲁某　　性别：男　　年龄：28岁　　科别：神经科　　床号：42　　住院号：000×××

2003-12-9,11:00

首次治疗记录

(一) 病情摘要

患者于2003年1月25日坐摩托车与小汽车相撞致头颈部外伤，头部皮肤破裂出血，疼痛，当即感四肢不能动弹，大便失禁。1小时后被送至××市中医院行头皮清创缝合术并输液治疗，CT示："C_5椎体爆裂性骨折、椎板骨折"，于当日转送××医学院附属医院，MRI示："C_5椎体爆裂性骨折，颈髓损伤"，并于伤后8天行"C_5椎体内固定术"，术后双上肢肩肘可活动，双下肢无感觉运动功能，大便自行排出，伤后一直留置导尿管。曾于3月10日第一次入我院行康复治疗，于4月4日出院后，继续在××市中医院行针灸、推拿、理疗和中药等治疗，治疗后效果不佳，为进一步行康复治疗，于2003年12月8日入我院。

(二) 病例功能障碍特点

见《初期评价记录表》。

(三)功能诊断及功能诊断依据

1. 功能诊断:C_6 SCI B 型。

2. 功能诊断依据:因 C_8 支配的关键肌肌力为 0 级,C_7 支配的伸肘肌肌力为 2 级,C_6 支配的伸腕肌肌力为 4^+ 级,C_5 支配的肱二头肌肌力为 5 级,由此可确定其运动平面为 C_6,而根据患者骶段($S_{4,5}$)保留感觉功能,但无运动功能。可确定其为不完全性损伤 B 型。

(四)康复目标及分析

1. 双肩部肌力,伸腕肌力提高到 5 级,伸肘肌力提高到 3 级(4～6 周)。

分析:因患者目前 ASIA 功能评分。总分 150 分,运动 22 分,感觉功能评分 128 分,轻触觉和针刺觉各 64 分;C7 支配的伸肘肌肌力为 2 级,C6 支配的伸腕肌肌力为 4^+ 级,C5 支配的肱二头肌肌力为 5 级。只要进行正确系统的康复治疗是可以提高患者的肌力。

2. 长坐位、端坐位平衡提高到 2 级(4 周)。

分析:患者目前长坐位和端坐位平衡为 1 级;能积极主动地配合治疗进行针对性训练可改善其平衡功能。

3. 可独立完成翻身(4 周)。

分析:因患者目前可独立完成向两侧翻身,进行综合性康复治疗可改善其各种转移能力。

(五)初步治疗计划

1. 肩带肌及双上肢残存肌力训练(沙袋、徒手抗阻等):以背阔肌、三角肌、肱三头肌为主,强度以 10 次最大重复量为准,每组 10 次,1～3 组。

2. 平衡功能及转移能力训练(抛球、视觉反馈等):长坐位和端坐位及翻身为主。

3. 血管舒缩功能和呼吸功能训练:深呼吸训练、站立床等,每次 15～30 分钟。

4. 四肢各关节活动度维持训练:被动运动或牵伸技术,应用于易出现。

5. 教育指导:康复卫生知识宣教(良姿位摆放,正确的转移,皮肤的保护等)。

治疗师:石某

2003-12-15

科主任检查记录

汇报病史以及目前功能情况,查体无新的阳性体征。王主任意见:患者为年轻男性,病程已 10 个多月,病程较长,诊断明确,既往健康,应尽早开始 PT 训练,并召开初期评价会,明确阶段性治疗方案。同时指出要注意治疗过程中或转移时的安全。

治疗师:石某

2003-12-16

初期评价会记录

参加人员:康复医师,物理治疗师,作业治疗师,职业康复师,护士。

地点:物理治疗办公室。

主管医师意见:患者男性,28 岁,工人,颈部外伤致四肢瘫,二便失禁 10 个月入院,诊断为 C_6 不完全性损伤 B 型。上肢肌力检查:肘屈肌群左/右:5/5 级,腕伸肌群左/右:4/4 级,肘伸肌群左/右:3/2 级,手指屈肌群和外展肌以及下肢肌力 0 级。存在的主要问题是手指肌力差,日常生活活动需较多帮助,下肢肌力丧失,站立和步行不能,转移需较多帮助。重点要加强残存肌力训练和平衡、呼吸功能及翻身等能力训练,训练中循序渐进,注意保护,加强康复卫生知识宣教和心理支持。

作业治疗师意见:患者 ADL 小部分自理,属重度依赖,FIM 评分 76 分,属中度依赖,训练主要以 ADL 和坐位平衡功能训练为主。

职业康复师意见:患者为工伤,住院费由单位和工伤保险负担,但工伤补助未给,经济困难,住房无障碍

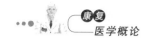

改造问题未落实,正在抓紧时间联系。

护士意见:患者属于年轻男性,ADL不完善,重点是指导排尿方式的改变,防止出现压疮,保持会阴部清洁卫生,预防泌尿系感染的发生。指导中多提示、多鼓励,以增强患者自信心,提高主动性和积极性。

治疗师:石某
2003-12-23

患者一般情况可,精神佳,康复训练进行顺利。目前患者已熟悉病房和康复治疗环境,能适应目前运动强度和运动量,康复训练计划按照初期评定时的方案进行,其他方面无特殊。

治疗师:石某
2004-1-9

中期评价会记录

参加人员:康复医师,物理治疗师,作业治疗师,职业康复师,护士。

地点:物理治疗办公室。

主管医师意见:患者男性,28岁,颈部外伤致四肢瘫,二便失禁10个多月入院,诊断为C_6不完全性脊髓损伤B型。经入院后2个月的系统康复训练,上肢部分肌力和翻身能力有所提高,基本上达到初期康复目标。

物理治疗师意见:患者经过2个月的训练右伸肘肌力提高到3级,双侧腕伸肌肌力提高到5级,双腿交叉下可独立向右侧翻身,向左侧翻身需少量帮助。下一阶段继续以增强双上肢残存肌力、耐力,提高长坐位、端坐位和翻身能力为主。

作业治疗师意见:患者ADL仍然是小部分自理,属重度依赖,继续以提高ADL能力和坐位平衡训练为主。

职业康复师意见:住院补助还未落实,伤前住集体宿舍,将来的住房问题需进一步协商。

护士意见:患者目前利用膀胱的自主神经反射敲击法排尿,大便定时用开塞露,2~3天排出一次,ADL方面需较多帮助。

治疗师:石某
2004-1-16

交班记录

患者鲁某,男,28岁,于2003年1月25日坐摩托车与小汽车相撞致头颈部外伤,头部皮肤破裂出血,疼痛,当即感四肢不能动弹,大便失禁。1小时后被送至湛江市中医院行头皮清创缝合术并输液治疗,CT示:"C_5椎体爆裂性骨折、椎板骨折",于当日转送广东医学院附属医院MRI示:"C_5椎体爆裂性骨折,颈髓损伤",并于伤后8天行"C_5椎体内固定术",术后双上肢肩肘可活动,双下肢无感觉运动功能,大便自行排出,伤后一直留置导尿管。曾于3月10日第一次入我院行康复治疗,于4月4日出院后,继续在湛江市中医院行针灸、推拿,理疗、中药等康复治疗,治疗后效果不佳,为进一步行康复治疗于2003年12月8日入我院。入院时的主要问题:(1)综合功能:ASIA运动功能评分22分,感觉功能评分128分,轻触觉和针刺觉各64分;球海绵体反射阳性,肛管黏膜反射阳性,肛门括约肌无自主收缩,骶部浅感觉保留。(2)ROM:双踝关节背屈PROM可达0度,余各关节PROM正常。(3)MMT:双肩前屈、后伸、外展、内外旋肌群肌力5^-级,双肘屈肌群肌力5级,伸肘肌力2级,前臂旋前旋后肌力5级,双腕背伸肌力4^+级,双下肢各肌群肌力0级。(4)肌痉挛:改良Ashworth评价双屈髋肌群、内收肌群、股四头肌1^+级,小腿三头肌3级。(5)平衡和功能活动:长坐位、端坐位平衡1级;不能独立完成翻身,卧坐、坐站及床椅转移不能,步行不能。(6)感觉:双侧轻触觉和针刺觉均从C_5以下减退,骶部浅感觉保留。颈部、双侧锁骨区及双上肢痛觉过敏。(7)肢体形态:四肢肌肉萎缩,鹰嘴突上10 cm左右均为22 cm,鹰嘴突下10 cm:左19.2 cm,右20.2 cm;髌上10 cm:左

38 cm,右 37 cm;髌下 10 cm:左 30 cm,右 29 cm。(8)反射:双侧肱二头肌、肱三头肌、桡骨膜反射活跃,双膝腱反射亢进,双跟腱反射活跃。双下肢 Babinski 征阳性,脊髓反射活跃。(9)其他:膀胱直肠功能障碍,自主神经反射增强。患者经过 2 个月的康复训练,右伸肘肌力提高到 3 级,双侧腕伸肌肌力提高到 5 级,双腿交叉下可独立向右侧翻身,向左侧翻身仍需少量帮助,针对以上情况,下一阶段以增强双上肢残存肌力、耐力,提高长坐位、端坐位和增强翻身能力为主。今天起转由孙治疗师接管治疗。

治疗师:石某

2004-1-16

接班记录

患者鲁某,男,28 岁,颈部外伤致四肢瘫,二便失禁 10 个多月入院,诊断为:(1)C_5 椎体骨折术后。(2)C_6 不完全性脊髓损伤 B 型,入院后经 2 个月的强化训练,右伸肘肌力提高到 3 级,双侧腕伸肌肌力提高到 5 级,双腿交叉下可独立向右侧翻身,但患者仍存在以下问题:(1)综合功能:ASIA 运动功能评分 23 分,感觉功能评分 128 分,轻触觉和针刺觉各 64 分,球海绵体反射阳性,肛管黏膜反射阳性,肛门括约肌无自主收缩,骶部浅感觉保留。(2)ROM:双踝关节背屈 PROM 可达 0 度,余各关节 PROM 正常。(3)MMT:双肩前屈、后伸、外展、内外旋肌群肌力 5 级,双肘屈肌群肌力 5 级,伸肘肌力 3 级,前臂旋前旋后肌力 5 级,双腕背伸肌力 5 级,双下肢各肌群肌力 0 级。(4)肌痉挛:改良 Ashworth 评价双屈髋肌群、内收肌群、股四头肌 1^+ 级;小腿三头肌 3 级。(5)平衡和功能活动:长坐位、端坐位平衡 1 级;不能独立完成卧坐、坐站及床椅转移,步行不能。(6)感觉:双侧轻触觉和针刺觉均从 C_5 以下减退,骶部浅感觉保留。颈部、双侧锁骨区及双上肢痛觉过敏。针对以上情况,下一阶段继续以增强双上肢残存肌力、耐力,提高长坐位、端坐位和增强翻身能力为主。今天起接管患者治疗。

治疗师:孙某

2004-2-9

末期评价会记录

参加人员:康复医师,物理治疗师,作业治疗师,职业康复师,护士。

地点:物理治疗办公室。

主管医师意见:患者男性,28 岁,颈部外伤致四肢瘫,二便失禁 10 个多月入院,诊断为 C_6 不完全性脊髓损伤 B 型。经入院后的系统康复训练,上肢部分肌力和翻身能力有所提高,已达到预期康复目标。已为患者办理出院手续,有关注意事项已向家属及本人交待。

物理治疗师意见:患者经过近 4 个多月的治疗,上肢部分肌力有所提高,目前长坐位平衡 2 级,端坐位平衡 1 级;可独立完成向两侧翻身,卧坐、床椅转移需少量帮助,基本上达到预期目标。根据患者治疗经过及目前情况同意出院,已向家属及本人交待加强功能锻炼,同时注意转移时的安全,定期复诊。

作业治疗师意见:患者经过训练目前可独立翻身,卧坐,床椅转移需少量帮助,同时基本上可操作轮椅,出院后继续加强功能锻炼。

职业康复师意见:已跟原单位沟通协助患者解决无障碍住房问题。

护士意见:患者通过这一阶段的入院康复治疗,目前已掌握规律性的排便动作。已向家属交待出院后训练中注意保护以免发生意外。

治疗师:孙某

具体评价表格略。

二、康复治疗处方

康复治疗处方就是康复医师向康复治疗人员下达的康复治疗医嘱。在处方中,应包括临床诊断、治疗目的和个别需要主要的事项,至于具体的治疗部位、治疗方法、剂量、时间、频度和强度则由康复治疗人员根据实际评价的结果判断实施。

此处仅以物理治疗和作业治疗的处方为例作介绍。

1. 物理治疗处方　内容包括患者姓名、住院号码(如为门诊病人则为门诊号)、性别、年龄、病房及病床号(住院病人)、诊断、病历摘要、既往史、物理治疗方案及治疗目的和注意事项,最后是日期及康复医师的签名。

2. 作业治疗处方　内容包括患者姓名、住院号码(如为门诊病人则为门诊号)、性别、年龄、病房及病床号(住院病人)、诊断、病历摘要。

三、康复治疗室工作常规

(1) 治疗师按时上班,做好开诊前准备工作,如备好评定或治疗用的仪器设备、电极、衬垫、用具和材料,打开设备的预热开关等。

(2) 治疗前应仔细核对患者姓名等处方内容,按照医嘱及治疗要求进行治疗,治疗时发现有异常情况应及时与主管医师联系,修改治疗方案,治疗过程注意观察患者的反应,理疗中应经常巡视,了解情况,发现问题及时处理。

(3) 严格执行各种治疗操作常规,严防医疗意外或医疗差错的发生。

(4) 患者治疗结束后,作好各种治疗记录。

(5) 治疗结束、下班前,应关闭仪器设备,切断电源,并注意关好门窗、水电等设施。

(6) 对各种仪器与设备、用品、药品应分工负责管理,定期检查、领取、更换、维修与保养、报废等。

思 考 题

一、选择题

1. 康复协作组的组长是(　　)
   A. 物理治疗师　　　B. 作业治疗师　　　C. 康复医师　　　D. 康复护士
   E. 心理治疗师

2. 物理治疗师的职责不包括以下哪一项(　　)
   A. 进行运动系统功能评定　　　　　　B. 指导患者进行提高肌力和耐力的训练
   C. 指导和辅助患者进行步行训练　　　D. 对患者进行家务活动能力训练
   E. 为患者进行肢体被动活动、牵拉、关节松动术和神经易化技术等徒手治疗

3. 言语治疗师的职责不包括以下哪一项(　　)
   A. 对患者的言语相关能力进行检查评定
   B. 对患者进行电、光、水、热、磁、超声等物理因子治疗
   C. 对神经系统病变、缺陷导致的言语交流障碍进行言语训练
   D. 对吞咽功能障碍者进行治疗
   E. 对口腔缺陷者进行言语交流能力训练

4. 康复协作组在康复病历中体现出的功能不包括(　　)
   A. 把握残疾患者的整体需要　　　　　B. 对康复治疗的结果进行预测

C．决定康复治疗的基本方针　　　　　D．确定康复治疗的内容和责任的分工
E．负责患者回家以后的处置事宜

5. 关于康复病历的三期评定特点,下列说法错误的是（　　）
   A．初期评定是在对患者制定康复计划和开始康复治疗之前进行的首次评定
   B．中期评定是在康复疗程的中期进行,原则上1个月评定1次
   C．末期评定是在康复治疗计划结束,患者回归社会或出院前一周进行
   D．中期评定的目的是为患者的回归家庭制订康复计划
   E．末期评定的目的是估计患者总的功能状况,评价康复治疗效果,提出今后重返社会或进一步康复的建议

6. 心理治疗师的职责不包括（　　）
   A．进行智力测验、心理测验、人格测验等测验和评定
   B．根据心理测验结果,为患者的整体治疗计划提供建议
   C．进行家庭问题和职业问题的咨询服务
   D．对患者进行心理治疗
   E．到患者家中进行随访

7. 康复协作组的优点不包括（　　）
   A．处理全面　　　B．技术精良　　　C．效率较高
   D．各专业技术分工协作　　　　　　E．分工过细,需要专业人员较多

8. 关于康复医疗的流程,下面说法正确的是（　　）
   A．初期评定→中期评定→末期评定
   B．康复科门诊→接诊→制订治疗计划
   C．治疗一段时间之后→再次评价→出院后安排
   D．出院建议→继续门诊治疗→社区治疗→医院复诊
   E．中期评定→初期评定→末期评定

9. 中期评价记录表中不包括哪一项（　　）
   A．一般项目　　　B．训练经过　　　C．出院建议　　　D．进展情况
   E．尚存问题

10. 末期评价记录表中不包括哪一项（　　）
    A．一般项目　　　B．入院情况　　　C．出院建议　　　D．目前情况
    E．尚存问题

11. 科主任检查记录包括哪些内容,以下不正确的是（　　）
    A．对诊断、鉴别诊断的分析　　　　B．对当前治疗措施和疗效的分析
    C．对下一步诊疗的意见　　　　　　D．检查的内容和方式
    E．对病情的分析

二、简答题

1. 康复协作小组的组成包括哪些人员？
2. 住院康复流程包括哪几部分？
3. 康复处方包括哪些内容？
4. 简述康复病历的特点。

5. 简述治疗室的工作常规。

参考答案：
选择题1～11题：CDBED　EEACE　D

第七章 社区康复

学习目标

1. 掌握社区康复的训练和服务原则。
2. 熟悉社区康复的特点、工作方式及内容;社区康复的服务对象、工作等。
3. 了解社区残疾预防的重要性和实施方略。

重点内容提示

社区康复涵盖康复的各个方面,立足社区,以社区为本,通过各种途径为特有的群体提供服务。

第一节 社区康复的基本概念

自 WHO 于 1976 年开始倡导社区康复以来,发展至今已有 30 多年的历史。社区康复是相对于传统康复途径的一种新的康复模式,即统筹利用康复资源,充分发挥康复对象及其家庭成员的主动性,在人类生活的基本场所——社区,为残疾人、老年人、慢性病人和其他需要康复的人群提供便捷有效的全面康复服务。我国自 20 世纪 80 年代末期进行社区康复试点,1991 年出台的《残疾人保障法》确立了社区康复的地位。通过 20 余年的实践和探索,人们对社区康复的理解和认识也随之不断深入。社区康复的精髓是最大限度地为残疾人提供康复服务,它不仅是帮助残疾人的方法,也是加强包括残疾人在内的社区成员共同参与的过程。社区康复是社区发展战略计划的一部分。

一、社区康复的定义

随着社区康复在全球的不断深入开展,其定义也在不断地更新、完善,各国结合实际情况对社区康复的定义及内涵都有着不同的理解。正如社区康复先驱 E. Helander 博士在纪念社区康复诞生 25 周年时所说:"社区康复一直在变动中。"WHO 等国际组织曾多次对社区康复定义进行修订,以适应残疾人的康复需求和全球社区康复发展现状。

（一）世界卫生组织对社区康复的定义

1981年WHO所下的定义是："在社区的层次上采取的康复措施，这些措施是利用和依靠社区的人力资源而进行的，包括依靠有残损、残疾、残障的人员本身，以及他们的家庭和社会。"

（二）联合国三大组织对社区康复的定义

1994年联合国的国际劳工组织、联合国教科文组织、世界卫生组织联合发表的《关于残疾人社区康复的联合意见书》对社区康复做出新的阐述："社区康复是社区发展计划中的一项康复策略，其目的是使所有残疾人享有康复服务，实现机会均等、充分参与的目标。社区康复的实施要依靠残疾人、残疾人亲友、残疾人所在的社区以及卫生、教育、劳动就业、社会保障等相关部门的共同努力。"

2004年世界卫生组织、国际劳工组织、联合国教科文组织对社区康复的《2004联合意见书》中表示社区康复通过残疾人和家属、残疾人组织和残疾人所在社区，以及相关的政府和民间的卫生、教育、职业、社会机构等机构共同努力贯彻执行。社区康复是以社区为基础的康复，是为残疾人康复机会均等、减少贫困和社会包容的一种战略。

（三）我国对社区康复的定义

根据我国国情和城乡社区康复的实践和探索，参考WHO及各国专家今年来为社区康复所下的定义，目前我国所谓社区康复（community–based rehabilitation，CBR）是指在政府领导下，相关部门密切配合，社会力量广泛支持，残疾人及其亲友积极参与，采取社会化方式，使广大残疾人得到全面康复服务，以实现机会均等、充分参与社会生活的目标，它是社区建设的重要组成部分。

下面列出容易与社区康复混淆的几个概念。

1. 社会康复与社区康复的区别

（1）社会康复（social rehabilitation）是指从社会的角度推进医疗康复、教育康复、职业康复等工作，动员社会各界、各种力量，为残疾人的生活、学习、工作和社会活动创造良好的社会环境，使他们能够享有与健全人同样的权利和尊严，平等参与社会生活并充分发挥自身的潜能，自强自立，对社会履行职责，作出贡献。它是残疾人全面康复的组成部分。

社会康复是协助残疾人解决经过医学康复、教育康复和职业康复后重返社会时遇到的一切社会问题的工作。社会康复是康复工作的一个重要方面，并与社会制度、经济发展水平及地域文化等密切相关。维护残疾人权利和尊严，帮助残疾人解决各种困难，改善生活和福利条件，充分参与社会生活，实现自身价值是社会康复的中心工作。

社会康复涉及面广、内容丰富，包含建立无障碍环境、改善法律环境、改善经济环境、改善社会精神环境等。

（2）社区康复与社会康复的概念不同，社区康复是与医院康复相并行的一种康复途径（还有其他途径），这些途径都是在现代康复医学理论指导下进行的，每一途径的工作都包括医疗、教育、职业、社会四大方面，即全面康复的原则。社会康复作为全面康复工作的组成部分，是从社会的角度推进全面康复目标的实现。

两者的区别见表7-1。

表 7-1　社会康复与社区康复的区别

比较项	社 会 康 复	社 区 康 复
对象	全社会各层次的残疾人	基层社区中的残疾人
方法	一切社会学方法,但不涉及医疗、教育等内容	实用易行的,包括医疗、教育、职业、社会四方面的方法和技术
目的	在医疗、教育、职业、社会四方面中,仅从社会恢复他们的社会活动能力和权利,使他们顺利的重返社会	从医疗、教育、职业、社会四方面最大限度地恢复他们的能力和权利,使他们重返社会

2. 专业康复与社区康复的区别　专业康复与社区康复的区别见表 7-2。

表 7-2　专业康复与社区康复的区别

比较项	专 业 康 复	社 区 康 复
技术	各种康复技术	通俗易掌握的康复技术
人员	需要高级专业性强的工作人员,培养困难,患者得到的是短期效果,个人受益面小	需要一专多能的基层康复人员,培养容易,残疾人得到的是持久效果,个人、家庭、社会都受益
费用	康复费用高,高投资	康复费用低,讲实效,低投资
侧重点	强调功能恢复,容易与社会隔离	强调全面康复,参与社会生活

二、社区康复的目标与任务

社区康复的主要目标,是确保残疾人能充分发挥自身的身、心能力,能够获得正常的服务与机会,能够完全融入所在社区和社会中。这一目标采用的是广义的概念,包括了机会平等和社区一体化。作为一种广义的概念,社区康复被认为是一项综合性措施,包括初级卫生保健活动中的残疾预防与康复,向残疾人提供学习和就业的机会等。社区康复强调残疾人在其社区中生活的权利,以及享受健康和福利,完全参与教育、社会、文化、宗教、经济和政治生活的权利。

社区康复是包含在社区发展中的一项康复策略,是使所有残疾人均具有平等的机会和达到社会一体化的策略。社区康复要通过残疾人自身、残疾人家庭、社区,以及相关的卫生、教育、职业与社会服务机构的共同努力来得到实施,最终实现残疾人"人人享有康复服务"的目标。

三、社区康复的特点

1. 战略位置　社区康复是社会发展的一项战略,是"人人享有康复服务"的基本策略,应纳入社区建设规划中。
2. 管理方式　政府领导、多部门参与、各司其职、协调运作,同时充分发挥非政府组织、社会和个人力量,形成社会化的管理方式。

3. 服务与对象　残疾人是社区康复服务的主要对象。此外,慢性病人、老年人等需要康复服务的人群也是社区康复服务的对象。在城乡基层社区,根据社区内康复对象的康复需求,社区经济发展和康复资源的状况等,因地制宜地制定社区康复服务发展规划,在社区和家庭为康复对象提供就地、就近、便利的康复服务。

4. 病伤残者的角色　社区康复服务强调病伤残者积极主动参与,而不是一味的被动接受治疗。他们及其亲友也应参与康复计划的制订和实施,结合病区和家庭的特有环境,主动积极开展康复训练并参与为其他康复对象提供的服务活动。

5. 技术支持　有技术资源中心和专家指导组的指导,采取实用的康复技术,有各部门、各专业共同组成的转介服务系统,以实现病伤残者的全面康复。

6. 康复训练　训练场所就地、就近;训练方法简单易行;训练器材因陋就简;训练对象为家庭邻里;训练时间经常、持久。

7. 效果与效益　资金投入少,服务覆盖面广,康复效果良好。

四、社区康复的工作方法及内容

(一) 建立并完善社会化社区康复工作体系

社区康复工作需要建立并形成政府领导、部门配合、社会参与、共同推进的工作机制,依靠社会化的工作体系组织实施。

1. 明确部门职责,实行目标管理

(1) 卫生部门　将残疾人社区康复工作纳入社区卫生服务和初级卫生保健工作计划;完善基层卫生机构的康复服务设施,为残疾人直接提供医疗康复服务;培训人员,提高社区卫生服务机构人员的康复知识和技能水平;普及康复知识,开展健康教育;指导社区内的康复服务及残疾人开展自我康复训练;做好残疾预防工作。

(2) 民政部门　将残疾人社区康复工作纳入社区服务工作计划;建立和完善残疾人社区康复服务场所;制定优惠政策,对贫困残疾人进行救助;组织社会各界力量对残疾人开展康复救助。

(3) 教育部门　指导教育机构对残疾儿童进行康复训练,发挥特殊教育机构作用,对社区进行技术指导;培训专业技术人员,积极开展宣教活动,普及相关知识,教育残疾人家庭成员。

(4) 残疾人联合会　组织制定并协调实施社区康复工作计划,建立技术指导组,督导检查,统计汇总,推广经验,管理经费;组织康复需求调查;建立残疾人社区康复服务档案;组织相关人员培训,建立社区康复协调员工作队伍;提供直接服务或转介服务;指导残联康复机构建设;普及康复知识,提高残疾人自我康复意识。

(5) 残疾人康复工作办公室　各级残疾人康复工作办公室负责社区康复工作的组织协调和日常管理。

(6) 人口和计划生育委员会　开展出生缺陷监测,做好病残儿童鉴定;普及知识,预防新生儿先天残疾的发生。

2. 建立技术指导机构,完善技术指导网络,完善康复服务网络

(1) 建立全国残疾人社区康复专家技术指导组,制定技术标准,统编培训大纲和教材,

培训技术骨干,深入地方指导,推广实用技术,参加检查评估验收。省(自治区、直辖市)、地(市、州)、县(市、区)建立健全残疾人社区康复指导组,依托当地的专业技术机构分别成立肢体残疾、精神残疾、视力残疾、听力语言残疾、智力残疾康复技术指导中心,按照要求建立供应服务机构,面向基层培训人员,传授训练方法,普及康复知识,提供康复服务,进行督导检查等。

(2)以社区为基础、家庭为依托,充分发挥社区卫生服务中心(站)、乡镇卫生院、学校、幼儿园、社区服务中心、福利企事业单位等现有机构、设施、人员的作用,资源共享,形成社区康复服务网络,为残疾人提供就近就便、及时有效的康复服务。依托现有社区卫生服务机构,建立康复科、室,在各类社区服务设施内开展康复服务。

(3)建立残疾人社区康复协调员队伍。社区康复协调员可以由政府购买公益岗位提供,也可由社区居委会干部、基层卫生工作人员、社区志愿者、残疾人及其家属兼任。

(二)制定工作计划

地方各级相关部门应以国家社区康复发展规划为依据,结合当地实际情况,制订本地工作计划,明确任务目标、主要措施、实施进度、统计检查及经费保障等。为确保发展规划的落实,还要制定年度计划,部署任务,提出要求,检查进度,解决发现的问题,为下一年工作打好基础。

在制定社区康复工作计划的过程中,应加强与基层残疾人相关康复工作单位的沟通,听取各方意见,认真研究问题,达成共识,推动工作开展。

(三)培训人员

培养和建立由管理人员、专业技术人员、社区康复协调员、志愿工作者、残疾人及其家属组成的社区康复工作队伍。提供规范教材,遵循实用原则,采取逐级培训的方式进行。各级地方政府要将社区康复的培训工作纳入卫生、民政、计划生育、妇联和残联等部门的人员培训计划中,根据工作需要,举办各类培训班,为当地培养骨干人员。各级地方政府要围绕残疾人基本康复需求,以社区康复为重点培训内容,为提供社区康复服务的机构至少培训一名胜任工作的专业技术人员。

(四)开展残疾人康复需求调查,建立服务档案

由地方残联牵头,协调卫生、民政、教育、统计、妇联、计生等部门,负责组织和指导辖区残疾人康复需求调查工作;社区残联组织医务人员、社区康复协调员、志愿者、残疾人工作者、社区居委会等人员深入残疾人家庭进行康复需求调查,掌握残疾类别、残疾程度和康复需求等情况,并为有康复需求的残疾人建立康复服务档案。

此外,还应密切关注社区的残疾人,随时了解社区残疾人的康复需求变化情况,根据残疾人的康复需求及时向上级康复机构或卫生医疗部门汇报,或在社区内提供力所能及的康复服务。

(五)组织开展康复服务

社区康复服务涵盖各类残疾人的康复服务内容,应根据康复服务的内容性质,开展以下康复服务工作:

1. **残疾筛查、诊断** 进行残疾筛查和功能评定,早期发现各类残疾,掌握社区内残疾人的康复需求。

2. 建立康复服务档案　为社区内残疾人建立康复服务档案,做好工作记录,动态掌握康复需求与服务情况。

3. 开展康复训练　依据筛查、诊断结果,对需要进行康复治疗和功能训练的残疾人实施康复治疗和训练。具体如下:

(1) 进行康复评定,制定康复计划　康复评定不仅要明确疾病的病因和诊断,而且要准确客观地评定功能障碍的原因、性质、部位、范围、严重程度、发展趋势、预后和转归,还要分析因障碍所造成的后果对日常生活和社会活动的影响,仔细的分析和找出病伤残者重返家庭和社会的阻碍因素。在准确把握基本情况的基础上,根据康复治疗解决这些问题的可能性及充分发挥病人的潜能,来制订合理可行的康复目标。明确康复目标之后,即可制定在功能恢复的不同阶段所采取的康复治疗方案和重点。康复评定至少在治疗的前、中、后期各进行一次,中期评定可进行多次。通过评定,了解训练项目是否适合、是否有效、康复对象对训练的态度等。根据每次评定的结果,对前一段康复治疗的效果做出客观评价,制定、修改下一步的康复治疗计划。在社区康复服务中,应采取实用、易操作的方法对康复对象进行康复训练效果的评估,同时还应强调,康复训练的评估,主要依据生活自理能力、活动能力、上学、劳动、交往以及参与家庭生活和社会生活能力的变化程度。

(2) 正确选择训练项目,指导开展康复训练　社区中提供的康复训练项目不是对每一位康复对象都适用,而应当因地制宜,根据就近就便、经济实用、简单易行的原则选择一种或几种康复训练项目。以专业人员采用简单实用的康复技术直接为康复对象提供服务为主,家庭指导康复训练为辅。训练项目注意从易到难、从简到繁、循序渐进的训练方法,训练时应使残疾人和康复对象积极主动地参与。

(3) 选用及制作训练器材　根据社区和家庭的实际情况与康复对象的训练需要购置或制作康复器材,如平行杠、阶梯、沙袋、滑轮拉力器等。

(4) 用品用具的信息、供应、维修等服务　如假肢可恢复残缺肢体原有的形态或功能;矫形器能从多方面减轻四肢或躯干的功能障碍;各种辅助器具可改善功能能力。在社区条件下,制作有效、普及型假肢、矫形器、自助具等是可行的。如本社区无条件供应辅助用品用具,康复指导人员应提供有关方面的产品,并供应信息。

(5) 心理支持服务　通过了解、分析、劝说、鼓励和指导等方法,帮助残疾人树立康复信心,正确面对自身残疾,鼓励残疾人的亲友理解、关心残疾人,支持、配合康复训练,帮助残疾人积极回归社会。

4. 社区康复知识的普及和传播　社区康复协调员负责组织卫生、教育、心理等专业技术人员,为社区内残疾人及其亲友举办知识讲座、开展康复咨询活动、发放普及读物等多种方式和途径传授残疾预防知识和康复训练方法,从而推进社区康复更好、更快的向前发展。

5. 转介服务　社区能够驾驭康复过程中的很大一部分,但不能指望社区有完成所有康复任务的能力。例如,社区康复工作者不能矫正下肢畸形,也不能决定做过畸形矫治手术的儿童何时能开始行走。社区应将社区内难以处理的残疾人通过与社会、卫生、教育和劳动部门的联系、协调,转介联系有关部门和单位,提供有效的转介服务。要注意坚持社区康复的基本原则,注意多个部门协调,充分利用社区资源,尤其是卫生、民政等部门资源,发挥残疾人及残疾人家属的作用,在制定计划、实施康复服务的过程中征求他们的意见。

(六)检查评估

按照社区康复实施方案的要求,根据任务完成情况,对社区康复服务的各项工作进行定期检查评估。截止2007年,我国共有99个区(县、市)"全国残疾人社区康复示范区"验收合格。这99个示范区共设立社区卫生服务中心康复室2700多个,建立残疾人社区康复服务站8000多个,84万多残疾人得到就近就便的康复服务。按照《残疾人社区康复"十一五"实施方案》的要求,根据任务完成情况,全国残疾人康复工作办公室于2008年进行残疾人社区康复工作中期检查,2010年进行全面检查验收。

评估一般采用自我评估、相互评估、上级评估以及外界评估的方式。在评估中要从实际出发,做深入细致的调查,对调查所得数据、资料用定量与定性分析相结合的方式对社区康复服务的开展进行整体的评估。因此对社区康复服务的评估应从多方位、多角度出发,避免从局部的、片面的角度进行。

(七)社区康复内容

《城市社区卫生服务基本工作内容(试行)》中规定社区康复的基本工作内容是:了解社区残疾人等功能障碍患者的基本情况和医疗康复需求,以躯体运动功能、日常生活活动(activities of daily living,ADL)能力及心理适应能力为重点,进行康复治疗、训练和咨询。康复是指采用各种有效的措施以减轻残疾的影响和使残疾人重返社会。它是帮助病、伤、残者恢复或补偿功能,提高他们的生活质量,促进其参与社会生活和活动能力的重要途径。社区康复是康复的主要方式之一。社区康复的主要内容包括:功能训练、全面康复和重返社会三个方面。

1. 功能训练 功能训练主要指针对康复对象存在的功能障碍而实施的康复训练。它是以病、伤、残者身心障碍的康复为主要目的,利用物理治疗、作业治疗、心理治疗、言语治疗、康复工程、康复护理、中医康复治疗等多种手段克服障碍,改善和补偿功能。

(1)运动疗法 是指通过徒手或借助器械让患者进行的各种改善功能的运动方法。利用运动疗法来预防和治疗因病、伤、残而导致的功能障碍,最大限度地提高或改善病、伤、残者的生存能力和生活质量,使之回归家庭或社会。运动疗法包括体位变换、姿势改善、关节活动度和肌力的维持与增强、改善或增强运动的协调性、改善机体平衡等,这些能有效的、针对性的、循序渐进地改善丧失或减弱的运动功能,同时可以预防和治疗肌肉萎缩、关节僵直、骨质疏松、局部或全身畸形等并发症。常用的运动训练项目有:各种的被动运动、主动运动和主动助力活动、牵张活动恢复平衡能力训练、恢复步行能力训练的步行、气功、按摩、太极拳,以及协助脑瘫患儿的抬头、翻身、坐、站等训练。必要时还可以根据需要借助各种康复器械进行运动训练。

(2)理疗 是指利用电、光、声、磁、冷、热和力等物理因子治疗的方法。这些物理治疗对炎症、疼痛、痉挛和局部血液循环障碍有着较好的效果。

(3)生活自理能力训练 生活自理能力即日常生活活动能力是人们生活必需的,也是使病、伤、残者自立的基本能力。生活自理能力的训练对残疾人十分重要。生活自理能力训练内容可分为:①基本生活活动能力训练,主要包括饮食、更衣、排泄、梳洗等基本能力训练,也包括利用自助具达到生活自理能力。②转移训练转移动作,通过适当的训练和指导,大部分患者完全能够达到自立。转移训练内容一般有床至轮椅转移、轮椅至床转移、轮椅至厕所转移、轮椅至浴室转移等,它是偏瘫、脊髓损伤患者最基本的日常生活动作。③生活活动相关能力训练,主要包括做家务、房屋整理、育婴、购物等。

(4) 作业劳动训练　作业劳动训练是根据病、伤、残者的功能障碍情况,从日常生活活动中、工作或劳动、休闲活动中有针对性地选取一些作业活动,对他们进行训练,以恢复其独立生活能力的训练方法。根据残疾人的性别、年龄、兴趣、职业基础等因素,选择适当的工种,如书法、纺织、刺绣、工艺品制作、木工、手工劳动等训练促进功能恢复的能力,同时改善残疾人心理状态,提高劳动技能,制作的部分作品还可以获得经济利益。

(5) 语言能力训练　语言能力训练主要针对病伤残患者语言障碍开展的康复训练,包括有声语言(听说能力)和文字语言(读写能力)的训练。它用于构音障碍、失语症、吞咽障碍、语言发育迟缓以及听觉障碍者等的训练。

(6) 娱乐活动　各种适宜的娱乐活动不但可以增强肌力和耐力,改善平衡和运动协调能力,促进肢体功能恢复,还可改善残疾人情绪,增强自信心。患者选择一些力所能及的文体活动进行功能训练,在娱乐和竞争中得到功能恢复,促进身心健康,提高生活质量。对儿童可通过游戏活动,促进身心健康发育。

(7) 使用假肢、矫形器、辅助器具的训练　通过设计、制作假肢、矫形器、自助具等辅助器具和进行无障碍环境的改造等,都有助于恢复、代偿或重建病、伤、残者的功能,为重返社会创造条件。假肢可恢复残缺肢体原有的形态或功能;矫形器能减轻四肢或躯干的功能障碍;自助具等辅助器具可改善功能水平。在社区中要因地制宜、就地取材,制作简易的矫形器、假肢、辅助器具等是可行的。为残疾者的家居和工作场所的无障碍改建提供咨询建议等,这些都有助于患者恢复功能和达到生活自理。

(8) 其他　发挥中国传统治疗的优势,将中药、针灸、推拿、按摩、气功、武术、药膳等治疗手段合理地应用于康复治疗中,采用中药、针灸、推拿、按摩等方法,促进功能恢复。

2. 全面康复　康复是指综合地、协调地应用医学的、社会的、教育的、职业的措施以减轻病、伤、残者的身心和社会功能障碍,使其得到整体康复而重返社会。全面康复的概念可以从两个方面来理解:①对于具体的残疾人的整体功能而言,从身体上、精神上、职业上和社会生活上进行全面的、整体的康复。康复的对象不仅是有功能障碍的肢体和器官,而更重要的是整个人,所以说,全面康复就是整体康复。②对于残疾人的康复工作内容而言,在医学康复、教育康复、职业康复和社会康复等领域都得到综合康复称为全面康复。全面康复主要包括医学的、社会的、教育的、职业的康复四个领域,这四个领域构成了全面康复的主要内容,它与病、伤、残者的多种需要和康复的目标相对应,是现代康复医学多学科协同作战模式的表现形式。全面康复作为一种概念,不仅是现代康复的原则,还应贯彻于医疗服务全过程的各个领域,以利于残疾的预防、早期识别、早期康复,以及门诊就诊、住院和出院后的整个康复计划的制定与康复措施的实施。

(1) 社区医疗康复　应建立具有中国特色的、系统的、不同层次的康复服务网络。对本社区的残疾人进行以家庭或以乡镇及街道为基地的康复医疗和功能训练,改善其生活自理能力和劳动能力,逐渐适应家庭及社会生活。将社区康复服务不能解决的病人转介入高层次机构进行康复治疗。

(2) 社区教育康复　帮助本社区残疾儿童上学,完成九年义务教育及中高等教育,组织安排好社区内残疾儿童的特殊教育,如盲校、聋哑学校和弱智儿童学校。依靠社区的力量,帮助残疾儿童解决上学问题,组织社区内残疾儿童的特殊教育学习班。

(3) 社区职业康复　通过对病人致残前的职业史、兴趣爱好、生活习惯以及辅助器具应用的可能性等职业适应能力的评价,制定工作目标和计划,为残疾者选择一种能够充分发挥其潜能的最适项目,进行职业康复治疗,为重返社会打下基础。对本社区有劳动能力的残疾人提供就业咨询和辅导,给予就业能力评定和必要的职业适应性训练,帮助他们解决就业安置问题。对社区内残疾人的就业,如有可能,尽量安排在社区开办的工厂、车间、商店、公司等单位就地解决。

(4) 社会康复　组织本社区的残疾人开展文体活动和社会活动,为残疾人尽可能全面地参与社会生活创造条件。对社区的群众、残疾人及其家属进行宣传教育,消除歧视残疾人的偏见,正确对待残疾人,维护残疾人的权利、尊严,帮助他们解决各种困难,改善生活和福利条件,接纳他们参加到全面的社会生活中来,帮助他们融入社会大家庭而成为平等的一员。为实现残疾人社会康复采取的措施一般包括以下几个方面:

1) 建立无障碍环境:住宅、工厂、学校、公共建筑、道路和交通设施等,主要是根据健全人的条件所设计的环境。对于残疾人来说,虽然经过康复治疗后已具有一定日常生活能力和工作能力,但是回到社会环境中遇到各种公共环境中的障碍是不可逾越的,会影响他们的能力发挥和社会生活的参与性。各级部门和社区医务工作者应针对残疾人的特殊情况做出适当的安排,消除障碍,为残疾人建立一个无障碍的社会生活环境。目前我国主要公共场所的无障碍设施建设已初具规模,无障碍环境建设正在不断的完善中。如在城市的主要道路均已建设了盲道,重要公共场所已经建设了无障碍通道等。通过2008年在北京举行的残奥会,更是将我国无障碍环境的建设推向了一个新的高度。

2) 改善法律环境:制定有关的法律、法规,来维护和保障残疾人的合法权益、人身安全和人的尊严不受侵犯,确立残疾人在社会中的平等地位和公正待遇。1990年12月28日全国人大常委会通过了我国第一部"残疾人保障法",自1991年5月15日开始施行。该保障法对残疾人的家庭生活、住房、交通、医疗、教育、文化生活、劳动就业、经济福利等方面都有着明确的规定,对于推动我国残疾人康复事业的发展起到了重要作用,是保护残疾人平等地充分参与社会生活、共享社会物质文化成果、发展康复医学事业的基本法律保障。

3) 改善经济环境:采取各种措施使残疾人获得最大限度的经济能力的恢复。制定残疾人就业保障的特殊政策,以增加就业工作机会,实现自食其力,使其成为对社会有贡献的劳动者。制定残疾人在各种经济活动中的特殊照顾政策和经济补助政策,使其在社会经济活动中得到补偿,体现社会经济生活的公平原则。

4) 建设无精神、心理障碍的社会环境:宣传社会主义人道主义思想、消除歧视残疾人的观念,加强精神文明建设,建立理解、尊重、关心、帮助残疾人的良好社会风尚,在全社会形成关爱残疾人的助残风气,形成健康、文明的社会环境。使残疾人充分参与社会生活,实现自身价值。

5) 鼓励和促进残疾人参与学习、工作、文娱、休闲、文化体育等社会生活。

医疗、教育、职业和社会四个领域在康复过程中所起的作用和发生作用的时空可因情况不同而不同。社会康复常贯穿整个流程,持续时间最长。有些病伤残者不需要经过教育康复或职业康复,即可以重返社会。总之,社会康复是实现医学康复、教育康复和职业康复目标的最终保证。

3. 重返社会 无论是社会康复还是社区康复,其核心内容就是要让患者回归家庭,重返社会。患者在经过医疗、教育、职业和社会等一系列康复之后,他们最终必须面临一个严峻的现实问题即重返社会问题。由于患者自身存在的各种障碍,使他们在许多时候需要依赖家庭,需要家庭成员的帮助和关怀,患者生活的人际关系环境将直接影响他们重返社会。因此,要重返社会,首先面临的是家庭问题,社会康复工作必须走到他们的家庭中去。患者和家庭成员之间的关系是影响他们回归家庭、重返社会的重要因素。亲情的温暖,有助于他们回归家庭、重返社会。能否重返社会取决于患者自身条件的改善、外界障碍的消除、社会文明与进步等多种因素。

(1) 自身条件的改变 邓朴方指出:"一个残疾人不屈于命运,走出自己的人生之路,为社会做出贡献,这样的实实在在的人在我国有成千上万。他们的共同经验是:要自尊、自信、自强、自立……残疾作为一种不幸,客观地降临到自己身上了,应该怎么办? 路有两条:一是悲观失望,认为一切都完了,甚至轻生厌世;二是正视现实,乐观向上,无论多么困难,路仍在自己的脚下,重要的是自己去拼搏、去奋斗、去创造。"残疾人与健全人同样有创造性,只要正视现实,乐观向上,人生就绝不会逊色。采取各种措施帮助病、伤、残者提高其经济自立能力,实现经济自立,保障其在经济生活中不受歧视;对于不能实现经济自立的重度病、伤、残者,帮助其得到社会给予的经济保障。在工作过程中,康复工作者应充分考虑病、伤、残者自尊、自信,同时鼓励他们自强不息,克服困难,增加生活的勇气和适应能力,通过自身的努力奋斗来改善生活质量,促使他们充分发挥自身的创造能力,积极参与各种社会生活,并为社会做出自己的贡献。

(2) 外界障碍的消除 无障碍环境是残疾人参与社会生活的基本条件,如何帮助残疾人消除外界障碍,将直接影响残疾人的生活质量。《残疾人保障法》第四十六条规定:"国家和社会逐步实行方便残疾人的城市道路和建筑物设计规范,采取无障碍措施。"无障碍环境包括物质环境、信息和交流的无障碍。

1) 物质环境无障碍:政府在运输、通道设施和文娱场所建设一个无障碍的实际环境,让残疾人可以自由使用公共交通服务和进出所有建筑物。主要是要求城市道路、公共建筑物和居住区的规划、设计、建设应方便残疾人使用和通行,如铺设盲道、坡道及设置交通音响信号装置等。妨碍他们参与社会生活的物理性障碍,主要是建筑物的阶梯、狭窄的出入门、卫生间不方便的设施、商店柜台或售票口的不合适高度等等。

2) 信息和交流的无障碍:主要是要求公共传播媒介应使听力语言和视力残疾人无障碍地获得信息,进行交流,包括影视字幕、盲文、手语等。如今已进入网络信息时代,应使更多的残疾人有能力和机会应用资讯和通讯科技,政府应鼓励能协助残疾人应用资讯和通讯科技的电脑软件和辅助器材的研究和开发。

生活环境的障碍,尤其是物理性障碍,给各类残疾人造成了极大困难,因此是亟须解决的重要问题。随着我国残疾人事业迅速发展,病、伤、残者迫切要求实施无障碍环境以便参与社会生活。为病、伤、残者创造一种无障碍环境,不仅是他们的强烈要求,也是社会各界的愿望。我国通过举办2008年残疾人奥运会,大大推动了我国残疾人无障碍环境的建设进程,为他们平等参与社会生活创造最基本、最必要的环境条件。中国残疾人联合会理事长曾说,各式各样的无障碍设施建设,不仅完善提升了城市功能,为残疾人、老年人及社会成员提供了方便,也推动了社会文明的进步。

（3）社会文明与进步　社会文明与进步是残疾人重返社会、立足生存的必要条件。用现代社会的文明、进步、科学的观念，正确认识残疾人和正确对待、处理残疾人问题，彻底消除社会各界对残疾人的歧视与偏见，推动和谐社会的稳定发展，其核心内容是"平等·参与·共享"。《中华人民共和国残疾人保障法》规定了残疾人在政治、经济、文化、社会和家庭生活等方面享有同其他公民平等的权利，残疾人的公民权利和人格尊严受法律保护，禁止歧视、侮辱和侵害残疾人。还规定国家采取辅助方法、扶持措施，对残疾人给予特别扶助，减轻或者消除残疾影响和外界障碍，保障残疾人权利的实现。除此之外，残疾人要自尊、自信、自强、自立，努力实现为人民服务、为社会服务的人生价值而履行应尽的义务。

第二节　社区康复服务

一、社区康复的服务对象

社区康复服务的主要对象是残疾人、有功能障碍的慢性病患者和老年人等有康复需求的社区人群。

（一）残疾人

残疾人基本情况参见本书第二章第一节。

（二）慢性病患者

1. **常见慢性病**　目前，慢性病已经逐渐成为严重危害我国居民健康的主要公共卫生问题之一。随着社会经济迅速崛起，城乡居民生活水平显著提高，人口老龄化加速，居民生活行为方式发生改变，使城乡居民慢性病患病率逐年上升，严重危害着居民健康和生活质量。我国社区人群疾病逐渐从以传染性疾病为主转变为以慢性非传染性疾病为主，如心脏病、脑血管疾病、肿瘤、糖尿病、慢性阻塞性肺疾病等。而慢性病又是导致我国城市居民身心虚弱、残疾、死亡和医药费用大量支出的主要疾病。因此，在社区的慢性病防治中，必须加大对慢性病的规范化管理，利用健康教育这一平台向居民普及心脑血管疾病等慢性病的防治知识，帮助人们建立健康的行为和生活方式，利用适当的康复治疗技术，指导患者改变不利于健康的行为方式，提高辖区慢性病人的生活质量和身体健康质量。

2. **慢性病患者的康复需求**　全国疾病监测系统资料表明，1991～2000年中国慢性病死亡占总死亡的比例呈持续上升趋势，已经由1991年的73.8%上升到2000年的80.9%，死亡数将近600万。据统计，我国高血压患者已超过1.6亿人，高血压患病率呈持续增长趋势，1991～2002年，患病率上升31%，患病人数增加7 000多万人；糖尿病患者2 346万人，中老年人是糖尿病的主要受害人群，与1996年相比，仅仅6年时间，大城市中人群患病率即上升40.0%。根据WHO报告，2005年全球总死亡人数为5 800万，其中近3 500万人死于慢性病，而中国慢性病死亡人数占了750万。目前，慢性病已经成为全世界几乎所有国家成人的最主要死因。未来10年，全世界慢性病死亡人数还将增长17%。而在中国，如果没有强有力的干预措施，慢性病死亡人数将增长19%，其中糖尿病死亡人数甚至可能增长50%。慢性病发病率的不断提高已成为一个严重的社会问题，唤醒全社会的健康意识是当务之急。

膳食结构不合理、缺乏身体活动以及吸烟是造成多种慢性疾病的三大行为危险因素。因此，慢性病其实是一种生活方式疾病，保持健康的生活方式是最经济、最有效的预防手段。合理安排膳食结构、多食新鲜蔬菜水果及豆制品、适度增加运动量、有针对性地开展慢性病的康复，将有助于慢性病的治愈、控制和发展。

3. 慢性病患者的康复意义　慢性病发病的高发人群是成年人，导致大量劳动力损失，给家庭和社会带来巨大的负担。专家预测，如果不采用预防措施，糖尿病、脑卒中和心脏病等慢性病将在2006～2015年间造成中低收入国家840亿美元的损失。因此，在社区积极开展慢性病康复工作，既可以减轻这些病人的痛苦，恢复健康生活，提高生活质量，又可以减轻家庭和社会的负担，提高社会劳动力水平，促进社会、经济文明的发展。

（三）老年人

1. 老年人的基本情况　现代社会人口逐步走向老龄化，据统计，全球老年人口约有6亿人，目前我国60岁以上的老年人已逾1亿4千万人，中国老年人口占全国人口总数的10%以上，并以年均3.2%的速度增长。做好老龄工作是提高老年人生活品质，延年益寿，减少家庭、社会负担，让老年人充分发挥余热，为社会做贡献所面临的重要课题。党的十一届三中全会以来，我国的经济建设、综合国力、人民生活水平都上了一个大台阶，随着人民的物质生活、精神生活的逐步改善，我国人口老龄化迅速发展，预计到2030～2040年将达到25%，即每4个人中有1个老人，从而进入老龄化社会。面对社会的老龄化及老龄人口迅速的发展趋势，卫生事业必须要考虑对老年人的健康保健对策。

2. 老年残疾人概况　据1987年我国第一次残疾人抽样调查结果显示，我国60岁以上老年残疾人比重逐年上升，80岁以上老年人致残比重高达50%以上。近年我国对老年保健医疗日益重视和加强，但仍赶不上我国人口老龄化的增长速度，老年残疾人的问题也日趋严重，必须高度重视。老年残疾人多是以视力、听力语言和肢体残疾为主的综合残疾，他们的康复需求各有不同，依据其残疾类别而有所侧重。老年视力残疾人其致残原因主要是老年性白内障等眼疾患，主要康复需求多为医院治疗，所以需要加强老年白内障的预防治疗和提高手术质量。老年听力语言残疾人主要康复需求多为装配助听器，因此需要加强各种导致老年性耳聋疾患的预防和开拓助听器市场。老年肢体残疾人的主要康复需求多为家庭康复和功能训练，因此需要大力加强社区康复和家庭康复服务工作。

（四）社区康复的重要性及其意义

在康复医学领域里，社会康复的概念是指从社会的角度，采取各种有效措施为残疾人创造一种适合其生存、创造、发展、实现自身价值的环境，并使残疾人享受与健全人同等的权利，达到全面参与社会生活的目的。社会康复与社区康复是有明显区别的，社区康复是一种在基层对各类残疾人及其他康复对象服务的新途径。这种服务，是医疗、社会、职业、教育和心理的综合服务，比单纯在医疗机构中的医学手段和社会康复个案工作更有威力。它能调动社会各个方面，包括病人家属积极参与康复工作，非常适合中国的国情，在家庭伦理、社会意识和经济生活等方面都有好处。所以，从致残原因的社会因素来考虑，从解决社会问题入手，大力开展社区康复比医疗和康复机构中的治疗更为有效。

社区康复要充分调动社区、家庭和残疾人参与，以实现全面康复目标。三种基本康复服务方式是互相联系、互相促进的，如果没有良好的康复机构建设，就难以做好医疗延伸服务和社区康复;如果没有社区康复的推广,就难以解决残疾人的普遍康复问题。WHO十分重视社区康复的推行,这是解决广大残疾人康复的主要途径。

二、社区康复的工作任务

根据康复的目标,结合社区的具体情况,社区康复的工作任务主要包括以下几方面。

1. 社区残疾预防 社区康复网络承担残疾预防的工作责任,结合各部门的业务领域在残疾预防中发挥作用。如开展预防接种、环境卫生、保健咨询、营养卫生、精神卫生、安全防护、优生优育和卫生宣传教育等活动。把"预防为主"的方针渗透到社区卫生、劳动安全、计划生育、环保、教育工作中,形成社区公众的意识和行为,有效的防止各种残疾的发生。

2. 社区残疾调查 社区康复服务的主要对象是残疾人,因此,调查本社区残疾的发生情况是十分必要的。调查内容主要包括残疾人数量、残疾种类、致残原因、残疾人分布、残疾状况、社会概况等。通过调整分析,为开展社区康复服务提供准确客观的依据,奠定社区康复计划的基础,保证社区康复的科学性。

3. 社区医疗康复 对本社区的残疾人进行以家庭或乡镇及街道为基地的康复医疗和功能训练,改善其生活自理能力和劳动能力,逐渐适应家庭及社会生活。将复杂和疑难病例转诊上送到较高层次机构进行康复治疗。社区的康复站在社区邻里中发挥着承上启下的中间性康复机构的作用。同时还要开展围绕残疾的三级预防工作。

4. 社区职业康复 对本社区有劳动能力的残疾人提供就业咨询和辅导,给予就业能力评定和必要的职业适应性训练,帮助他们解决就业安置问题。

5. 社区教育康复 帮助本社区残疾儿童上学,完成九年义务教育,组织安排好社区内残疾儿童的特殊教育。

6. 社会康复 组织本社区的残疾人开展文体活动和社会活动,为残疾人尽可能全面地参与社会生活创造条件。对社区的群众、残疾人及其家属进行宣传教育,消除歧视残疾人的偏见,正确对待残疾人,尊重支持他们自强、自立、自尊的意识和信念,帮助他们融入社会大家庭成为平等的一员。帮助残疾人改善家居环境及社区内的无障碍生活环境,以利于残疾人的生活和工作。营造良好的适于残疾人生存的精神和物质社会环境。

三、社区康复的服务形式

社区康复是以基层社区为基础,面向大多数康复对象提供有效可行的服务。1994年联合国三大组织发表的《关于残疾人社区康复的联合意见书》中指出:"社区康复是国家行动的一部分。"因此,社区康复是国家策略、政府行为。我国《社区康复"十一五"实施方案》指出"将残疾人社区康复纳入城乡基层卫生服务范围,依托社区卫生服务中心(站)和乡镇卫生院、村卫生室开展残疾人康复工作。同时发挥社区服务中心、星光计划设施、福利企事业单位、学校、幼儿园、工疗站、残疾人活动场所的作用,建立各类残疾人康复需求的康复站,形成社区服务网。"因此,社区康复并不是孤立在社区内部的一项工作,它是国家康复计划的一部分,同时也是国家医疗卫生计划和国家社会保障计划的一部分。社区康复是综合、协调和统一各相关部门工作的服务网络。社区康复服务网络建立以残疾人家庭为基础、社区康复站为骨干、康复服务指导机构为依靠的康复训练服务网络。在社区康复服务网络中,社区康复服务工作主要通过以下几种形式进行。

（一）康复服务站

1. 县（区）残疾人康复服务指导站　由县（区）卫生、民政部门及县医院或康复医疗机构懂得康复管理和康复医疗或训练的行政或专业人员负责指导站工作，指导本地社区残疾调查、社区康复计划和布局，以及康复训练的组织和实施，提供转诊服务或指导安排好社区的转诊上送。

2. 社区基层康复站　依托在乡镇或街道卫生院（医院），或社区服务中心，由一名懂康复（接受过工作培训）的院长（副院长）或主任（副主任）担任站长，负责指导和管理基层康复员，组织指导全社区残疾人的康复训练。社区康复站内设有康复室，可供残疾人在康复指导下应用一些器械或用具进行训练，并可提供简单的康复服务。

（二）上门服务

上门服务是指以康复资源中心为基地，组织具有一定水平的康复技术人员（一般是专业的康复治疗师），离开康复机构到病、伤、残者家庭或社区进行康复技术指导和实际技术操作培训，解决一些康复中的疑难问题，为他们提供上门的康复服务，是社区康复的一种有效形式。

（三）家庭康复服务

以家庭为基地的功能训练，是社区康复的主要内容，在有残疾人的家庭建立家庭训练点，由基层康复员、家庭训练员或志愿工作人员负责指导、观察残疾人在家庭进行必要的功能训练。

家庭康复指导人员针对残疾人的康复需求制订训练计划，为他们及其亲友提供训练知识、训练方法及转介服务，指导他们在家庭中开展康复训练，负责填写康复训练档案和进行康复评估。帮助或协助残疾人家庭制作简易、实用的训练器具，使残疾人能顺利的实施康复训练计划。在整个康复训练计划中应充分调动残疾人及其家庭的积极性，最大限度地发挥残疾人的主观能动性。

第三节　社区康复训练与服务原则

一、常见伤、病、残者的社区康复

（一）偏瘫的社区康复

偏瘫是指由于脑血管病变、颅外伤、脊髓外伤、肿瘤等引起的同侧上下肢随意运动不全或完全丧失为主要临床表现的综合征。偏瘫是脑卒中患者最常见和最重要的功能障碍。脑卒中偏瘫的患者在短期的软瘫之后，会出现硬瘫，除肌张力升高、腱反射亢进、有病理反射出现外，还会出现一系列上运动神经元调控功能的障碍。由于运动和姿势的控制一般认为是在脊髓、脑干、大脑及皮质下结构的分层控制下进行的，所以当大脑和皮质下结构受损后，牵张反射、姿势反射、联合反应、共同运动、直立反应和平衡反应等表现是明显异常和不完全，临床上主要表现为患侧肢体随意运动、平衡协调能力、精细运动等主动性运动功能障碍。由于大脑损伤后具有可塑性，脑卒中后功能恢复可能通过运动生理学、神经发育学、运动再学习和强化记忆等方法,使患者重新获得运动功能。

1. 异常运动分析　偏瘫属于典型的上运动神经元损伤。在上运动神经元损伤后,脊髓反射弧是完整的,但由于来自上运动神经元调控作用的丧失或破坏,致使在运动恢复时导致运动和姿势反射机制的紊乱,一些较为原始的异常姿势反射模式得以释放:如联合反应和共同运动取代了正常的随意运动;异常的姿势反射取代了正常的体位反射、平衡反应和其他保护性反应的协调活动;抗重力肌的痉挛取代了正常的肌肉姿势张力。依据大脑具有可塑性的原理,利用大脑的功能重组来对偏瘫患者进行训练时,如果我们不特别注意分析这些异常的运动模式,一味地对抗重力肌进行肌力训练,患者将会强化错误的运动模式,以错误的模式来"恢复行走"。因此,在训练的过程中,应强调正确的康复训练方法,使患者以接近正常的步态恢复行走的功能。

2. 脑卒中导致的障碍及结局

(1) 脑卒中导致的障碍　随着病变部位、病灶大小的不同,脑卒中所导致的障碍及其严重程度也有所区别。有资料显示,脑卒中2周内残损及能力障碍的发生率为:偏瘫70%～85%,移动障碍70%～85%,视知觉障碍60%～75%,构音障碍55%,坐位平衡障碍45%,抑郁40%,本体感觉障碍40%,偏盲20%,失语20%～35%,吞咽障碍15%～35%,偏侧忽略10%～35%,近记忆丧失10%～20%,需要帮助20%～60%,日常生活活动完全依赖40%～65%。

(2) 脑卒中的结局　脑卒中的病死率高、致残率高。据国外有关资料报道,脑卒中住院患者的去向为:死亡18%～25%,转入康复机构5%～20%,转入护理之家15%～30%,转入家庭35%～60%。从资料可以看出,脑卒中患者急性期之后,回归家庭或转入护理之家者占绝大多数。而在我国,脑卒中住院患者回归家庭的比例可能更高。由此可见,积极开展脑卒中社区康复有着非常重要的现实意义。

3. 偏瘫的康复评定　偏瘫的评定方法包括:①运动功能评定,如 Brunnstrom 法、Bobath 法,在 Brunnstrom 法基础上形成的上田敏法及 Fugl-Meyer 法等;②ADL 评定,如 FIM 和 Barthel 指数评定;③生活质量评定量表,常用的量表有 SF-36、WHO-QOL100、生活满意度量表等;④其他功能障碍的评定,如感觉评定、认知功能的评定、言语的评定及心理评定等。

4. 社区康复目标　康复目标不仅要根据患者的残疾性质和程度来确立,而且要通过对患者基本情况的综合分析,并结合患者主观的愿望和家庭的希望而确立。偏瘫患者的社区康复目标应是:将医学的康复处理与非医学的康复处理结合在一起,采取综合的措施预防残疾的发生和减轻残疾的程度,训练患者适应周围的环境,同时调整其周围的环境,以增强患者的活动能力和参与社会的能力,最大程度地提高其生活质量。确定康复目标时应当明确:什么是患者的主要功能障碍?患者最大可能达到什么功能水平?需要康复训练多长时间?运用什么方法?这样才能最后达到一个我们所期望的康复训练结果。康复目标分为长期目标、中期目标和短期目标。为了达到最终的预期长期目标,根据患者的实际情况分阶段逐步加以完成。

5. 康复治疗　脑卒中的康复治疗包括物理治疗、作业治疗、传统康复治疗、言语治疗、心理治疗及矫形器等辅助器具的应用等方法。

(1) 软瘫期　通常指发病且病情稳定后1～2周内,相当于 Brunnstrom 法Ⅰ-Ⅱ期。治疗的目的是：早期开始康复以预防废用；从床上的被动性活动尽快过渡到主动性活动；预防可能的并发症；为主动性训练创造条件；开始床上的生活自理活动。这阶段的训练主要在床上进行。

1）正确的体位摆放：偏瘫早期的康复治疗中，早期卧床时正确的体位摆放可以预防和减轻屈肌或伸肌痉挛模式的出现和发展。一般患者上肢出现的痉挛模式为：肩胛下沉后缩、肩关节前屈、肘关节屈曲、前臂旋前、腕关节掌屈、手指屈曲；下肢出现的痉挛模式为：下肢外展外旋、髋膝关节伸直、足下垂内翻。因此，在床上肢体宜置于抗痉挛体位，以每2个小时转换一次体位为佳。体位摆放包括：患侧卧位、健侧卧位、仰卧位，其中健侧卧位是患者最舒适的体位，仰卧位因受颈紧张反射和迷路反射的影响，异常反射活动较强，也容易引起骶尾部、足跟外侧或外踝部发生压疮，因此，脑卒中患者应以侧卧位为主。

2）被动的关节活动度训练：肢体瘫痪后，关节长期不活动会发生挛缩、畸形。对无法进行主动运动的患者，应做肢体的关节被动活动，防治关节挛缩和变形。活动顺序应从近端关节至远端关节，每日2次，直至主动运动恢复。被动活动应包括肩外展、外旋、前臂旋后、腕背伸、指伸展、伸髋、屈膝、踝背伸等抗痉挛模式的活动。

3）床上主动性活动训练：早期床上活动是脑卒中康复的重要内容之一。主要包括上肢自助被动运动、桥式运动、翻身、起坐等活动的训练。急性期主动训练都是在床上进行的，目的是使患者独立完成各种床上的早期训练后达到独立完成从仰卧位到床边坐位的转移。床上主动性活动训练包括：上肢自助被动运动、桥式运动、翻身练习和从患侧起坐。

4）Ⅰ级坐位平衡训练：Ⅰ级坐位平衡训练是指患者可以在无外力的帮助下保持坐位姿势的稳定，并能维持数分钟。维持无支撑的坐位平衡是比较容易的，即使是在躯干肌训练前，多数患者很快就能自行坐稳。要求患者尽可能多的在坐位状态下完成床上的自理活动，逐渐延长坐位时间。如果数周静卧床上，躯干肌逐渐"废用"后，再进行躯干肌的训练，其运动功能的恢复要困难得多，因此，进行Ⅰ级坐位平衡训练很重要。

5）其他：通过轻柔、缓慢而有规律的按摩手法给予患侧肢体一种运动感觉刺激，促进血液和淋巴回流，对防治深静脉血栓形成有一定作用；用功能性电刺激，选择性的刺激肌肉，使相应的肌肉收缩，防止肌肉萎缩等等。

（2）痉挛期 相当于Brunnstrom Ⅲ-Ⅳ期。这一时期瘫痪侧肌张力开始增高，出现痉挛直至痉挛大部分消退的一段时期。一般为病后2周至2～3个月。在此阶段患者的主动性运动开始恢复，但由于联合反应、共同运动的存在和抗重力肌的痉挛而使运动不能很好随意、协调地进行，更完成不了精细、快速的运动。选择性分离的随意运动需要比较长时间的训练才能逐步形成。这一时期康复的主要目的是降低肌张力以缓解痉挛，打破共同运动的运动模式。即利用各种技术降低痉挛，通过分离运动训练，建立正常的运动模式。本阶段功能锻炼主要包括：Ⅱ、Ⅲ级坐位平衡训练；从患腿持重训练到坐、站转换训练；Ⅰ、Ⅱ、Ⅲ级站立平衡训练、膝稳定性控制训练，对躯干肌和臀肌恢复比较差的患者，附加跪位和爬行位的训练；步行训练（如患侧腿支撑期、患侧腿摆动期和交叉侧方迈步等训练项目）；上、下台阶训练；日常生活活动能力训练（进食训练、穿脱衣物训练、洗漱训练、如厕训练等）。除此之外还可借助支具或夹板来缓解肌痉挛，保护和稳定关节。

（3）恢复期 在痉挛基本控制之后（相当于Brunnstrom Ⅳ期后），患者的分离运动逐步形成，偏瘫肢体的部分功能已开始恢复，但仍不能完成比较精细的、协调的随意运动，尤其不能完成比较快速的运动,肌力仍较弱。该期的目标:加强对运动技能的控制,尤其是灵活性及技巧性的训练;进一步改善步态,提高步行速度;提高耐力和肌力;改善 ADL 能力;改善离心性收缩的控制能力等。如果处理不当会使痉挛期的一部分问题保留甚至发展起来,如膝过伸、踝背屈不充分、关节僵硬不灵活、足内翻,还可能伴行走时患侧上肢屈肌共同运动(上肢呈挎篮子状),特别是上肢恢复差者。这一时期康复内容主要有以下几方面。

1) 进一步加强患侧肢体的主动性、力量性、协调控制性运动,促进分离运动的进一步完善,处于恢复期的患者,可以通过器械活动增加难度。如固定自行车、下肢踏步器、平衡板、肩关节旋转器、腕关节旋转器等完成一些难度较大的功能活动,从而提高患侧肢体的主动性、量力性和协调控制能力。

2) 强化患侧 ADL 训练:要有意识地运用患肢完成各种日常活动,提高患肢实际操作能力,练习患手用勺或筷吃饭、穿衣、穿鞋、提取重物、做家务等。在训练中注意纠正错误动作,注意训练动作的质量性、时间性和安全性,特别是在完成一些难度较大的活动中(像用勺、筷吃饭和梳头),由于精细的分离活动尚未完全建立,患者在高度紧张的情况下,容易诱发原始的痉挛模式。所以,训练中不能急于求成,应将动作逐一分解进行,直至最后全部完成。自助具、辅助具等也都帮助患者最大程度地获得日常生活活动的自理能力。预计不能恢复者,可考虑健侧上肢进行代偿性功能训练。

3) 防治各种偏瘫并发症:肩关节半脱位、痛肩、误用综合征是常见的并发症。治疗痛肩、肩关节脱位患者时可用手法改善关节活动范围(尤其是肩胛骨),利用耸肩、环绕等体操运动加强肩关节周围肌群的主动活动,抑制肩周肌群的痉挛(加强患肩支撑负重或摇动骨盆旋转躯干);有肩关节半脱位者可用"8"字支撑带托住患肩;痛肩明显的患者,可用药物配合一些理疗(常用热疗)以缓解症状。误用综合征主要表现为患侧上肢屈肌、下肢伸肌出现明显的肌痉挛,甚至挛缩畸形,严重妨碍了肢体功能的恢复,这是由于不正确的治疗(如早期过度强调力量训练)所致。主要的措施是对抗肌痉挛,防止其进一步发展。

4) 实用步行训练:通过在不同质地、粗糙程度的地面和有坡度的地面的行走训练,最后使患者恢复实用步行的能力。这一时期患者主要侧重步行的稳定性、节律性及实用性训练,同时进一步纠正步行中的不正确动作及姿势,彻底打破下肢的伸肌痉挛模式。

5) 加强动态平衡能力训练:就是要求在各项活动中保持身体的平衡,可进行一些难度较高的平衡能力训练,如患腿单独平衡站立,在平衡板上保持平衡。也可以在一些体育活动中,像投接气球、打羽毛球、乒乓球、踢毽子、跳绳等训练患者的平衡性、反应性和灵活性。

6) 作业治疗中除加强手的功能协调性训练,还应进行认知能力训练(如记忆力、计算力、理解力、表达力的训练),提高日常生活活动能力,力争达到生活自理。

7) 言语交流训练:急性期患者的语言功能有自然恢复的过程存在,在这个阶段应当用刺激的方法促进和提高患者语言功能的恢复。只要患者的身体状况允许,应当让患者出现在各种各样的交往活动和不同环境中,迫使、激发和增加患者的语言表达。

8) 参加社会生活训练:社会生活包括的领域十分广泛,如人际的交往和处理人际关系;教育、劳动、就业以及从事买卖和经济活动;参与社区生活、休闲、娱乐和运动、政治生活和享有公民的权利等。对偏瘫患者进行获得一定职业能力的训练,争取在社会及经济活动方面的自立。

（二）脊髓损伤的社区康复

脊髓损伤（spinal cord injury，SCI）是由于各种原因引起的脊髓结构和功能的损害，造成损伤水平以下运动、感觉、自主神经功能障碍。脊髓损伤往往造成不同程度的四肢瘫或截瘫，是一种严重致残性的创伤。目前尚不能治愈，最有效的治疗方法就是尽早开始积极、全面地康复治疗，通过康复治疗，可使SCI患者充分发挥残留功能，最大限度地开发潜在功能，预防各种并发症的发生，显著降低致残率，提高患者生活质量。脊髓损伤分外伤性脊髓损伤和非外伤性脊髓损伤。

1. 病因　脊髓损伤均以青壮年为主，年龄在40岁以下约占80%，男性多于女性。外伤性脊髓损伤在发达国家，发病率为每年$20\sim60/10^6$，主要为车祸、运动损伤等所致。在我国北京地区调查结果显示发病率为$60/10^6$，明显低于发达国家，但近年来有增加趋势。最常见的致伤原因是高处坠落、车祸和砸伤。另外，自然灾害如唐山大地震和"5·12"汶川大地震也造成了大量的SCI患者。非外伤性脊髓损伤包括：①发育性病因，如先天性脊柱侧弯、脊椎裂、脊椎滑脱等；②获得性病因，如脊柱结核、脊柱化脓性感染、脊柱脊髓肿瘤、脊柱退行性疾病、代谢性疾病及医源性疾病等。

2. 临床特征　脊髓损伤的主要特征是运动和感觉功能障碍、脊髓休克、痉挛、体温控制障碍、二便障碍及性功能障碍等。脊髓损伤可以是完全横贯性或不完全性的，加上损伤平面的不同，因此，临床表现会有很大的不同。例如，高位颈段完全性脊髓损伤可造成四肢瘫，表现为四肢和躯干不同程度瘫痪、二便障碍；而胸、腰或骶段完全性脊髓损伤可造成躯干、下肢有不同程度瘫痪、二便障碍。因此，了解患者脊髓损伤的平面和程度是进行康复训练的最基本条件。

3. 康复评定

（1）损伤程度的评定　根据美国脊髓损伤学会（American Spinal Injury Association，ASIA）的损伤分级，残损分为5级，具体规定如下。

A. 完全性损伤：$S_4\sim S_5$节段无任何感觉或运动功能保留；

B. 不完全性损伤：在神经平面以下包括$S_4\sim S_5$节段存在感觉功能，但无运动功能；

C. 不完全性损伤：在神经平面以下存在运动功能，且神经平面以下一半以上关键肌肌力小于3级；

D. 不完全性损伤：在神经平面以下存在运动功能，且神经平面以下至少一半关键肌肌力大于或等于3级；

E. 正常：感觉和运动功能正常。

注意：若患者被评为C级或D级，则其为不完全性损伤，即在$S_4\sim S_5$节段有感觉或运动功能的存留。此外，该患者必须具备以下两点之一：①肛门括约肌有自主收缩；②运动平面以下保留有运动功能的节段超过3个。

依据脊髓损伤神经功能分类国际标准第6版，将不完全性损伤（incomplete injury）定义为：如果在神经平面以下包括最低位的骶段保留部分感觉或运动功能，则此损伤被定义为不完全性损伤。骶部感觉包括肛门黏膜皮肤交界处和肛门深部的感觉。骶部运动功能检查是通过肛门指检发现肛门外括约肌有无自主收缩。完全性损伤（complete injury）是指最低骶段的感觉和运动功能完全消失。部分保留区（zone of partial preservation，ZPP），此术语只用于完全性损伤，是指在神经平面以下一些皮节和肌节保留部分神经支配。有部分感觉或运动功能的最低节段范围称为部分保留区,它们应按照身体两侧感觉和运动功能分别记录。例如,如果右侧感觉平面是C_5,一直到C_8都存在部分感觉,那么C_8应被记录为右侧感觉部分保留区。

(2) 感觉评分　依据ASIA标准,分别检查躯体两侧C_2~S_5共28个关键感觉点的针刺觉及轻触觉。每点每种感觉最高2分,最低0分,每种感觉一侧最高为56分,满分为224分。

(3) 运动评分　依据ASIA标准,分别检查躯体两侧10对肌节关键肌的肌力。采取传统的6级徒手肌力检查法进行肌力分级。每块肌肉的得分与肌力分级相等,从0~5分,每侧10块关键肌总计100分。

(4) 神经平面的确定　是指感觉和运动功能都正常的最低脊髓节段。依据ASIA标准,神经平面的确定需以关键感觉点及关键肌的检查结果为基础,是由双侧的感觉及运动功能决定的。确定运动平面时,代表该平面的关键肌肌力须等于或高于3级才可认为该平面的神经支配完整,同时,其上一节段所支配的关键肌肌力必须是5级。

(5) 日常生活活动评定　常用的SCI患者日常生活活动评定方法有Barthel指数和功能独立性评定(FIM)。对于四肢瘫患者使用四肢瘫功能指数评定法(QIF),该方法能反映出四肢瘫患者训练过程中微小但重要的ADL方面的进步。

(6) 其他　对SCI还需进行性功能障碍的评定、神经源性膀胱的评定、心理评定及心肺功能的评定。

4.社区康复目标　目前SCI患者中,除了少数患者因损伤而于伤后短期内死亡以外,80% SCI患者可以经职业训练后恢复工作,重返社会生活;同时可以回归家庭,并结婚或生育。因此,脊髓损伤患者的社区康复目标是:通过综合的康复措施,解决患者存在的功能障碍问题,达到与其损伤程度相适应的最大的功能状态,提高患者的生存质量,使他们能够重返社会。

由于脊髓损伤患者的致残原因不同、脊髓损伤的水平不同、横贯性损伤的完全性不同、功能障碍的程度不同,因此康复的目标、康复的训练项目、方法也不同。不同水平SCI康复目标的预测总结于表7-3。

表7-3　不同水平SCI的康复目标

脊髓水平	康复目标
C_4	用口棍或气控开关控制"环境控制系统"(ECU),用颏控或气控开关控制电动轮椅
C_5	用辅助工具自己进食;利用手摇杆控制电动轮椅;在他人帮助下完成从床到椅等的转移
C_6	自己穿衣;利用加大摩擦力的手轮圈,用手驱动轮椅;独立进行某些转移动作
C_7~T_2	独立自由地使用轮椅;独立进行各种转移;独立进行大小便的处理
T_3~T_{12}	除C_7~T_2功能外,借助支具和拐杖进行站立和治疗性步行
L_1~L_2	除T_3~T_{12}功能外,借助支具和拐杖进行家庭功能性步行
L_3~L_5	除L_1~L_2功能外,借助支具和手杖进行社区功能性步行

治疗性步行虽无实用性,但有明显的治疗价值,如对患者有心理支持、减少压疮发生机

会、防止骨质疏松发生、改善血液循环、防止下肢深静脉血栓形成和促进尿便排出等治疗作用。社区功能性步行需达到下列标准：①终日穿戴支具并能耐受；②能连续走 900 m 左右；③能上下楼梯；④能独立进行 ADL。其中除②外均能达到者，可列为家庭功能性步行，即速度和耐力不达条件，但在家中可以胜任。凡上述社区功能性步行的标准①～④均不具备，但用膝踝足矫形器（KAFO）及拐杖能作短暂步行者，称为治疗性步行。

5. 康复治疗　脊髓损伤的康复治疗包括急性期的康复治疗和恢复期的康复治疗，采用物理治疗、作业治疗、辅助器具的使用、文体治疗、心理治疗、性康复治疗、职业培训等康复措施，并注意及时处理并发症。

（1）急性期的康复　患者生命体征和病情基本平稳、脊柱稳定即可开始康复训练。主要目的是防止废用综合征（制动综合征），如预防肌肉萎缩、骨质疏松、关节挛缩等，为今后的康复治疗创造条件。训练内容包括：良肢位训练、关节被动运动、体位变换、早期坐起训练、斜床站立训练、呼吸及排痰训练和二便的处理。

（2）恢复期的康复训练

1）肌力训练：完全性脊髓损伤患者肌力训练的重点是肩和肩胛带的肌肉，特别是背阔肌、内收肌、上肢肌肉、腹肌。不完全性脊髓损伤，残留肌肉一并训练。肌力 1 级时只有采用功能性电刺激的方式进行训练；肌力 2 级时可以采用助力运动、主动运动；肌力 3 级时的肌肉，可以采用主动运动。肌力训练的目标是使肌力达到 3 级以上。加强患者肢体残存肌力的训练，可以提高机体的运动功能，增强日常生活能力，为患者重返社会奠定基础。脊髓损伤患者为了应用轮椅、拐杖或助行器，在卧床、坐位时均要重视训练肩带肌力，包括上肢支撑力训练、肱三头肌和肱二头肌训练和握力训练。对于采用低靠背轮椅者，还需要进行腰背肌的训练。卧位时可采用举重、支撑，坐位时利用支撑架等。对于伴有压疮的脊髓损伤患者，肌力训练时应该在避免患处受压的情况下开展练习。

2）平衡能力训练：脊髓损伤的患者多采用长坐位和端坐位进行平衡维持训练，如①静态平衡的保持：患者取长坐位，在前方放一姿势镜，患者和治疗师可随时调整坐位的姿势。当患者在坐位能保持平衡时，再指示患者将双上肢从前方、侧方抬起至水平位。②动态平衡的保持：治疗师可与患者进行抛球、传球的训练，不但可加强患者的平衡能力，也可强化患者双上肢、腹背肌的肌力及耐久力。

3）牵伸训练：主要牵伸下肢的腘绳肌、内收肌和跟腱。牵伸腘绳肌是为了使患者直腿抬高＞90°，以实现独立坐；牵伸跟腱是为了防止跟腱挛缩，以利于步行训练；牵伸内收肌是为了避免患者因内收肌痉挛而造成会阴部清洁困难。

4）转移训练：转移训练包括帮助转移和独立转移。帮助转移有 3 人帮助、2 人帮助和一人帮助。独立转移则由患者独立完成转移动作。转移是 SCI 患者必须掌握的技能。转移训练包括床与轮椅之间的转移、轮椅与坐便器之间的转移，以及轮椅与地之间的转移等。在转移训练时可以借助滑板等辅助器具。

5）步行训练：完全性脊髓损伤患者步行的基本条件是上肢有足够的支撑力和控制力。不完全性脊髓损伤者，则要根据残留肌力的情况确定步行能力。步行训练分为平行杠内步行训练和拐杖步行训练。先在平行杠内练习站立及行走，逐步过渡到平衡训练和持双拐行走训练，包括摆至步、摆过步和四点步。助动功能步行器 ARGO 的出现，使 SCI 患者步行功能得到更大改善。在耐力增强、能较好完成平地步行之后可以增加练习跨越障碍、上下台阶、摔倒及摔倒后起立等训练。

步行训练的目标是：①治疗性步行：佩带骨盆托矫形器或膝踝足矫形器，借助双腋拐进行短暂步行，一般适合于 $T_6 \sim T_{12}$ 平面损伤患者。②家庭功能性行走：可在室内行走，但行走距离不能达到 900 m，一般见于 $L_1 \sim L_3$ 平面损伤患者。③社区功能性行走：L_4 以下平面损伤患者穿戴踝足矫形器，能上下楼，能独立进行日常生活活动，能连续行走 900 m。

6) 轮椅训练：伤后 2~3 个月患者脊柱稳定性良好，坐位训练已完成，可独立坐 15 分钟以上时，开始进行轮椅训练。上肢力量及耐力是良好轮椅操纵的前提。轮椅训练包括向前驱动、向后驱动、左右转训练及后轮平衡技术等。在使用轮椅的过程中应注意每坐 30 分钟，必须用上肢撑起躯干，侧倾躯干，使臀部等受压离开椅面减轻压力，以免坐骨结节发生压疮。还可通过制作特殊的坐垫来减少受压较大部位的压力。

7) 理疗：通过理疗帮助患者减少发生深静脉血栓的危险、防止肌肉萎缩、减轻损伤部位的炎症反应及改善神经功能等。如电刺激小腿肌肉，可减少 SCI 后发生下肢深静脉血栓的危险。功能性电刺激可使肢体产生功能性活动，促进血液循环。FNS 可产生下肢功能性活动，如站立和行走。应用超短波、紫外线等物理因子治疗可减轻损伤部位的炎症反应，改善神经功能。

8) 辅助器具的使用：①自助具，对 C_6 完全性脊髓损伤的患者可应用万能袖带（需要时套在手上，可插勺、笔、梳子等）完成进食、梳洗、刷牙、写字、击键打电话等；②无助动功能步行矫形器，多采用髋膝踝足矫形器（HKAFO）或膝踝足矫形器（KAFO）及踝足矫形器（AFO）；③助动功能步行矫形器，助动功能往复式步行矫形器（ARGO）可以帮助患者在站立时获得较好的稳定性，减低拐杖对地面的压力。但因为其制作复杂、穿戴费力、价格昂贵，目前临床尚未广泛使用。

9) 日常生活活动能力的训练：SCI 患者特别是四肢瘫患者，训练日常生活活动能力尤其重要。应重点进行排泄、更衣、穿脱裤子、入浴、做家务、外出购物等方面的训练。将来条件允许时，如果汽车的控制装置进行适当的改装，C_7 以下损伤的 SCI 患者还可进行驾驶汽车的训练。能在床上进行时，就应过渡到轮椅上进行的水平。洗澡可在床上或洗澡椅上给予帮助完成。借助一些自助器则利于动作的完成。根据患者的经济情况，选用头控、颌控、手控或气控的环境控制系统（environmental control unit，ECU）开关电灯，拉窗帘，看电视，打电话等，以提高患者的生活质量。

10) 文体治疗：选择 SCI 患者力所能及的一些文娱体育活动对患者进行功能恢复训练，如轮椅篮球、乒乓球、网球、台球、游泳等。通过文体活动增加患者运动系统的活动，从而提高其功能和改善体质，增加耐力；从心理上增强患者的自信心和自尊心。

11) 性康复治疗：男性 SCI 患者采用辅助手段，可以进行性生活。女性 SCI 患者伤后可以正常怀孕和分娩。

12) 心理治疗：SCI 患者的心理反应通常要经历休克期、否认期、焦虑抑郁期、承认适应期。脊髓损伤给患者在精神上带来了难以描述的痛苦，但大多数患者经过一段时间的心理治疗会勇敢的面对现实。训练人员和护理人员应了解各期的基本特点，在训练过程中主动与心理工作者互相配合，采取认知、行为、支持等心理治疗，使患者尽快进入承认适应期，帮助患者在社会中找到自己应有的位置。

13) 职业培训：脊髓损伤患者多为青壮年，劳动就业是他们的基本要求，也是他们的基本权利。对已经具备一定的生活自理能力,在适当的时机应向他们提供适合他们身体条件的职业技能培训,他们完全有能力承担力所能及的工作,为社会做贡献。

(三)颈椎病的社区康复

颈椎病亦称颈椎综合征,是指在颈椎间盘退行性变后,主要由于椎间盘退变和突出刺激或压迫邻近神经或血管(神经根、脊髓、交感神经、椎动脉)等组织而引起相应的症状和体征者。多见于中老年人,但青少年亦可发生。

1. 分型 依据不同的症状、体征,颈椎病一般分为神经根型、脊髓型、椎动脉型和交感神经型。该病为骨科、康复科最常见的疾患之一。

2. 发病机制 颈椎病的病因尚未完全阐明,一般认为它是多种发病因素共同作用的结果,椎间关节的退行性变是颈椎病的主要病因。此外,外伤、慢性劳损(不良体位、过度运动、长期伏案工作等)、椎管狭窄等也是颈椎病发病的重要诱因。

3. 临床表现与诊断

(1)神经根型 此型最常见,约占65%。主要表现为项背肩痛、头颈活动受限,常伴有向臂或手部放射症状,或上肢麻木和感觉障碍;上肢肌肉无力、萎缩,肱二、三头肌腱反射减弱或消失;颈椎挤压、臂丛牵拉试验阳性。X线平片显示相应椎间隙变窄、椎间孔狭窄变形、生理曲线变直、椎体后缘骨质增生;肌电图检查可示纤颤电位和正峰电位。

(2)脊髓型 此型起病缓慢,逐渐加重,主要表现为先从一侧或双侧下肢无力、抬步沉重,渐而跛行、行走困难、握物不稳、精细动作障碍等,后期甚至出现二便功能障碍。检查可见腱反射亢进、肌张力高、肌无力、肌肉萎缩、踝阵挛,Hoffmann征和Babinski征阳性,腹壁、提睾反射减退或消失,屈颈试验阳性。由于脊髓受损的部位和程度不同,临床表现复杂。颈椎正位及屈伸位X线片显示椎间关节退变,MRI或CTM可帮助确诊证明脊髓受压。

(3)交感型 此型多为交感神经受到激惹所致,多为交感神经兴奋激惹症状,少数出现抑制症状,主观症状多、客观体征少,缺乏明确的诊断依据。表现为头痛或偏头痛、头晕、眼裂增大、眼睑下垂、视物模糊、眼球胀痛、瞳孔散大、心动过速或徐缓、心前区痛、血压偏高或偏低、多汗、肢体发凉、胃肠蠕动增加等症状。此型目前尚无特检诊断方法,颈椎正位及过伸过屈位X线片显示椎间关节退变及节段性不稳定,可作初步诊断。

(4)椎动脉型 此型为椎动脉受压或血管痉挛,造成脑血管供血不足所致。主要以短暂阵发眩晕为主要症状,可同时伴有颈肩或颈枕部疼痛、恶心、呕吐、耳鸣、视物不清、行走不稳、记忆力减退等症状,严重者可发生跌倒,但意识大都存在;旋颈试验阳性;X线平片显示钩突或上关节突增生,并伴节段性不稳定;脑血流图提示椎-基底动脉供血不足等对诊断有帮助。

4. 社区康复治疗目标 颈椎病的发病机制尚未完全清楚,难以从病因学上根治,退变的组织也无法逆转。康复的目标是消除症状、体征,最大程度地帮助患者恢复日常生活功能和工作能力,防止疾病的再发。

5. 康复治疗

(1)休息与制动 通过卧床休息减少颈椎负荷,稳定椎间关节,减少活动,促进炎症的消退,使症状减轻或消除。也可利用颈围领等支具固定颈椎,但应注意防止颈部肌肉萎缩,关节僵硬。

(2) 颈椎牵引 是最常用和有效的方法。一般采取坐位或卧位,通过设定不同的牵引角度、时间和重量,增大椎间隙及椎间孔,减轻椎间盘的压力,使膨出或突出的椎间盘回纳和移位的小关节复位,从而解除神经、血管受压,改善神经根内血液循环,消除淤血水肿,放松颈部肌肉痉挛,最终使症状逐渐减轻或消失。牵引重量通常从3~5千克开始,逐渐增大,一般不超过本人体重的1/4,也可以患者的耐受为度;每次牵引15~30分钟,一般牵引重量较大时时间较短;反之,时间可较长,每日牵引1~2次,10次为1个疗程,可牵引数个疗程直至症状缓解。电动牵引装置可分为持续性牵引和间歇牵引,间歇牵引即按一定比例牵引若干秒,放松若干秒。有学者认为此法有利于放松肌肉,改善局部血液循环。颈牵引基本适用于各型颈椎病,但骨肿瘤、特异性炎症(如结核)、脊髓型脊髓受压明显及明显颈椎节段不稳者忌用。

(3) 物理因子疗法

1) 高频电疗法:常用超短波疗法,电极板分别置于颈部及患肢,微温量或温热量,每次15~20分钟,每日1~2次,10次为1个疗程。可改善血液循环、消炎、消肿、减轻神经刺激。

2) 低、中频电疗法:电极于颈后与患肢并置或置于痛点或颈后两侧,适量,每次15~20分钟,每日1~2次,10次为1个疗程。此法止痛效果较好。

3) 超声波疗法:探头置于颈及肩背后患处,用移动接触法,剂量为0.8~1.5 W/cm^2,每次15~20分钟,每日1~2次,10次为1个疗程。

4) 其他:如蜡疗、红外线、直流电离子导入等疗法都有一定疗效。

(4) 中医传统治疗方法 包括推拿按摩、针灸、火罐等,可起到调和气血、疏通经络、祛风散寒、整复关节嵌顿、解痉止痛等作用。

(5) 关节松动术(mobilization) 通过对病变椎体进行拔伸牵引、松动棘突及横突、旋转颈椎等被动活动以减轻疼痛,松懈粘连,改善功能。

(6) 药物治疗 通过使用芬必得、扶他林等药物进行止痛消炎,减少患者痛苦;应用维生素B、维生素B_1等药神经营养。

(7) 运动疗法 主要通过牵伸肩颈部肌肉、韧带,放松痉挛肌肉,活跃颈椎血液循环,消除淤血水肿,调节颈椎应力,促进椎间盘回纳,从而减轻症状;关节活动范围的练习,保持和恢复颈、肩部正常活动;应用抗阻练习增强颈、肩、背肌的肌力,使颈椎稳定,减轻神经刺激,巩固疗效,预防复发。所有操作均应缓慢、平稳地进行,并在患者耐受的情况下逐渐增加阻力和运动幅度。

(8) 健康教育 颈椎的退行性改变是颈椎病的主要病因,外伤或劳损是发病的重要诱因。颈椎的退行性改变是不可阻止的,但适当的颈部运动和体育锻炼,注意颈椎的保健可以活跃颈部的血液循环和代谢,延缓退行性改变。为提高和巩固患者的康复疗效,防止复发,应对其进行健康教育。

1) 坚持练习颈椎病的医疗体操和适当的体育锻炼;

2) 避免长时间的伏案工作,设法调整座椅、书桌、电脑操作台高度,保持正确的身体姿势,维持脊柱正常的弧度;

3) 睡眠时枕头高度要适中,约10 cm,不宜过高,以保持颈椎中立位。

4) 注意颈肩部的保暖,保持颈肩部正常血液循环,防止颈肩部受寒而加重肌肉痉挛。

(四)下腰痛的社区康复

1. 概述 下腰痛是腰部功能紊乱的常见临床表现,是以共有腰部疼痛症状的一组症状群或症状综合征,可有急性或慢性。很多局部及系统性疾病均可出现腰痛,但临床上多见的是脊椎退行性变及急、慢性损伤所引起的腰痛,是康复科最常见的疾病之一。有资料显示,所有人口中有超过70%的人经受不同程度的腰痛,下腰痛是造成45岁以下人群活动受限的第一因素。因此,下腰痛引起患者腰部形态改变和功能障碍,极大地影响患者的生存质量和劳动能力,对患者本人和社会均造成巨大压力。

2. 下腰痛的发病机制 其发病机制尚未完全明了,现大致可分为以下几种:

(1) 机械性(结构性) 包括腰椎退行性变(如椎间盘退变、关节突关节退变以及腰椎周围软组织的广泛退行性变)和各种急、慢性损伤或劳损(如肌肉附着点出现局部充血、水肿、炎性细胞浸润、致痛因子渗出,无菌性炎症反应、粘连、肌肉痉挛)引起的疼痛。

(2) 炎症性 化脓性或结核性脊柱炎脊柱化和非化脓性关节炎(如强直性脊柱炎、风湿性关节炎、类风湿关节炎等)。

(3) 牵涉性 其疼痛特点是持续性疼痛并有急性发作,发作时疼痛难忍,一般止痛疗法无效。一些慢性疼痛不存在进行性的组织损伤,与其自身的功能紊乱和中枢神经系统的兴奋性有关。

(4) 精神源性 常见于神经症患者。患者情绪往往不稳定,对疼痛感受阈值较低,腰肌紧张,或经常头痛、四肢麻木、失眠、记忆力下降,查体常无与主诉一致的体征。

(5) 其他 如感染、肿瘤、骨质疏松症等均可引起下腰部疼痛。

3. 诊断与评定

(1) 诊断 包括影像学(X线诊断、CT诊断、MRI诊断、数字减影血管造影、正电子发射计算机断层成像)和实验室检查(血常规与血沉、抗链球菌溶血素O试验)等。

(2) 评定 下腰痛常用的评定方法有日常生活活动能力、脊柱形态、脊椎活动度测量、肌力测定及相关的评定量表等。

4. 社区康复治疗目标 最大程度地消除症状、体征,减轻患者的疼痛和功能受限,帮助他们恢复日常生活功能和工作,改善生存质量,防止疾病的再发。

5. 康复治疗

(1) 休息与制动 在急性期或慢性发作期,通过卧床休息,减少活动,促进炎症的消退,使症状减轻或消除。也可利用腰围进行局部固定制动。

(2) 牵引 是腰椎间盘突出症最常用和有效的方法。一般采取卧位,牵引重量通常从自身体重的33%开始,逐渐增大,一般以不超过本人体重为度。每次牵引15~30分钟,每日牵引1~2次。

(3) 物理因子疗法

1) 在急性期常用的无热低中频电疗,主要作用为放松痉挛的肌肉,消炎、消肿、镇痛等。

2) 在慢性期常用的有超短波、热敷包和高中频电疗等,主要作用为改善局部血液循环、放松痉挛的肌肉,消炎、消肿、镇痛等。

(4) 中医传统治疗方法 包括推拿按摩、针灸、火罐等,主要用于慢性期,可起到调和气血、疏通经络、祛风散寒、解痉止痛等作用。

(5) 关节松动术(mobilization) 通过对病变椎体进行松动棘突及横突、旋转腰椎等被动活动,以减轻疼痛、松懈粘连、改善功能。

(6) 运动疗法 包括脊柱柔韧性练习、腰背肌及腹肌训练和脊柱的矫正训练。

(7) 健康教育 为提高和巩固患者的康复疗效,防止复发,应对其进行健康教育。主要内容如下:

1) 坚持练习全身和腰部医疗体操和适当的体育锻炼;

2) 纠正不良姿势,保持正确的身体姿势(如正确的睡姿和劳动姿势),维持脊柱正常的弧度;

3) 注意腰部的保暖,保持腰部正常血液循环,避免运动或劳动出汗后即刻洗冷水澡等,防止腰部受寒而加重肌肉痉挛。

二、残疾儿童的社区康复

由胎儿及小儿期各种原因引起的儿童残疾,严重危害了儿童的正常发育,给家庭和社会带来沉重的负担。因此,在社区康复内,对残疾儿童施加早期干预措施尤为重要。社区康复是残疾儿童康复必要的组成部分,以家庭为中心的社区康复是大多数残疾儿童康复治疗的主要途径。发育期的儿童离不开教育和教养,充分利用社区教育资源是现代儿童康复的方向,有利于儿童全面发展。康复与医疗保健相结合,将预防、早期诊断、早期干预结合起来,对减少和减轻儿童残疾具有重要意义。

(一) 残疾儿童发病率及常见致残原因

1. 残疾儿童发病率 世界各国儿童残疾现患率有很大差异,儿童残疾的现患率为 1.4%～3.4%,如包括发育障碍,其总患病率为 10%～15%。2001 年进行的"全国 0～6 岁残疾儿童抽样调查"结果显示:0～6 岁残疾儿童总患病率为 1.362%(城市为 1.329%,农村为 1.396%)。五类残疾构成:听力残疾 9.00%、视力残疾 6.20%、智力残疾 54.21%、肢体残疾 24.69%、精神残疾 5.91%。0～6 岁残疾儿童不同年龄现患率有逐年增加的趋势。

2. 常见致残原因 随着我国国民经济的发展、全民物质和文化生活的提高,尤其是医学科学的进步,残疾的原因构成也发生了很大的变化。屈光不正和弱视已是视力残疾最常见的致残病因。中耳炎所致听力残疾明显地减少,而耳毒药物致聋上升到首位。儿童营养不良、脑炎、脑膜炎和脑病所致智力残疾大量减少,而围产期的脑损伤、遗传性疾病致残相对的突出。小儿麻痹致残已基本消灭,由围产期的脑损伤引起的脑瘫所致肢体残疾上升到第一位。随着精神残疾的筛查和诊断方法的成熟,孤独症已成为儿童精神致残的一个重要原因。

(1) 智力残疾 智力低下是多种原因引起的发育时期脑功能异常的一种症状,是我国儿童五类残疾中患病率最高、残疾最重的一种。智力低下的病因非常复杂,许多智力低下病因还不能明确。2001 年全国 0～6 岁残疾儿童抽样调查结果显示,我国最常见的导致儿童智力残疾的原因是产时窒息(12.50%)与早产(8.57%)。

(2) 肢体残疾 根据 2001 年全国 0～6 岁残疾儿童抽样调查,造成儿童肢体残疾的主要原因依次为:脑性瘫痪(36.68%)、先天性骨关节病(16.47%)、小儿截肢(3.53%)和周围神经损伤(2.35%)。

(3) 视力残疾 2001 年全国 0～6 岁残疾儿童抽样调查结果显示,儿童视力残疾最常见的原因是弱视(29.69%)、视网膜神经病变(15.05%)、先天性白内障(14.06%)和先天性青光眼(6.25%)。

（4）听力残疾　造成我国儿童听力残疾的最主要原因是后天耳毒性药物(17.20%)、高烧疾病(13.98%)、产时产伤窒息(8.60%)、家族遗传(5.38%)。

（5）精神残疾　孤独症已成为我国儿童精神残疾最常见的原因，占精神残疾儿童致残的60.66%。

（二）婴幼儿正常发育

婴幼儿正常发育包括：原始反射的出现与消失、运动发育、语言发育、视听觉发育等（详细内容参见第八章人体发育学）。

（三）康复评定

发育中的儿童，随着体格的生长，其神经系统发育逐渐成熟，其活动与行为的能力逐渐增强。小儿在运动、认知、情感与交流等的发育是生物与环境因素共同作用的结果。出生前后各种因素导致的脑损伤、营养不良与疾病、教养环境的欠缺均可导致发育障碍，引起儿童残疾。对婴幼儿发育障碍的早期发现与诊断极为重要，是早期干预训练和治疗的先决条件。

根据婴幼儿正常发育的特点，结合相关量表可进行粗大运动能力、精细运动能力、视力能力、认知能力、言语能力等专项评定，也可选择丹佛发育筛查法等综合性评定量表进行评定。但必须引起注意的是，不同的评定量表有可能适合不同年龄阶段的儿童。如丹佛发育筛查法适用于0~6岁发育筛查，盖塞尔发育量表适用于16天~6岁的儿童。儿童功能的评定一定要考虑到生长发育方面的一些特点，康复评定中的正常参照标准应随年龄的不同而有所不同。

（四）儿童康复的特点

1. 充分考虑小儿生长发育特点　儿童的身体结构随年龄不同而发生快速变化，在康复过程中要充分考虑小儿生长发育的动态特点。如利用康复辅助器具来限制异常活动、维持功能性姿势、预防或矫正畸形时，在设计和使用的过程中应充分考虑小儿生长发育的动态特点。

2. 医疗康复和教育康复是儿童康复的重点　在康复的四大领域中，医疗康复和教育康复是儿童康复的重点，而职业康复和社会康复问题较少涉及。

3. 儿童康复的最终目标　儿童处于人生的初始阶段，还需要学习大量的各种知识和能力，因此儿童康复的最终目标是重返家庭和学校。

（五）残疾儿童的康复原则

1. 早期发现、早期干预　儿童行为发育是以神经系统的发育成熟为基础，并受到生活经验的影响。越处于发育的早期，神经系统和其他系统的可塑性越大，一些异常较易纠正。早期提供适度而充分的环境刺激，可促进婴儿的发育，有助于其发育潜能的发挥。因此早期发现发育性障碍并给予早期干预治疗是减轻甚至预防儿童残疾的必要条件。

2. 以患儿为中心，治疗—游戏—教育三结合　儿童因对外界事物充满好奇，注意力容易被新鲜事物分散，不能较长时间的坚持同一项工作或训练，为使小儿能集中注意于治疗并使治疗与教育同时进行，应采用"治疗—游戏—教育三结合"的原则。功能训练应坚持以诱导主动性活动为主的原则,通过逗引和游戏完成强化训练。在治疗中只要条件允许,就要将治疗和游戏相结合,可采用探索性游戏、操作性游戏、想象性或象征性游戏等来吸引儿童。"治疗—游戏—教育三结合"的方法不仅能改善残疾儿童的身体运动能力和感知觉能力,而且还能培养他们日常生活能力和学习适当的社交技巧,更好地适应社会。

3. 治疗中充分体现家庭作用　干预与康复训练是一个长期的过程。儿童在医疗机构接受治疗的时间是短暂的,但许多儿童残疾一旦发生后将是永久的。因此,家庭成员在儿童康复中将扮演一个非常重要的作用。指导和帮助在家庭中的训练是极为重要的。应详细了解家庭环境,帮助家长制订家庭训练方案,指导家庭训练方法,充分发挥他们在康复过程中的辅助治疗的作用。

三、老年人的社区康复

我国60岁以上老年人口的比例以每年3.2%的速度递增。人口老龄化已成为许多国家人口发展的共同趋势,我国也不例外。随着老年人口的增多,老年人口的健康状况日益受到关注。按照WHO的规定,不分性别、专业、宗教等,只要年龄在60岁以上的人就称为老年人。由于社会主义制度的优越性和经济的发展,人们的病死率下降,寿命延长,由新中国成立前的35岁延长到70岁。有资料预计到2040年我国老年人口总数将达到3.74亿,占我国总人数的24.48%。

（一）老年人的生理特点

1. 循环系统　随着年龄的增长,老年人的心血管系统出现较为明显的生理变化。老年人的最大摄氧量、最大心率、运动耐力、心脏每搏输出量、心输出量、压力感受器敏感性等随着年龄的增加而下降;而外周血管阻力、血压等随着年龄的增加而增加。如65岁的老年人心输出量较年轻人平均减少30%～40%。老年人的血压有随增龄上升的趋势。由于老年人自主神经功能不稳定,调节血压和血容量等压力感受器的生理功能下降,容易发生体位性低血压。

2. 神经系统　随着年龄的增加,老年人出现记忆和认知功能的减退,反应迟钝;外周神经传导速度下降,感觉减退;触觉和温觉阈值下降,反射延缓;大脑血流量及耗氧量随增龄逐渐减少;大脑萎缩程度逐渐加快。如70岁以上的老年人神经元数目仅为青年人的60%～80%。

3. 运动系统　运动系统生理功能的减退与骨骼、关节、肌肉等组织、器官的老化密切相关,也与中枢神经系统和心、肺等器官的变化有关。随着年龄的增长,肌纤维逐渐萎缩变细,肌肉的兴奋性和传导性减退,肌纤维的伸展性、弹性变差,易出现肌肉疲劳、腰酸腿疼,肌力、耐力、运动速度呈下降趋势。长期卧床的老年人如果不进行主动或被动的活动训练,将会出现肌肉萎缩、无力的废用综合征。进入老年后,骨骼中的有机物质含量逐渐减少,骨密度降低,出现骨质疏松,易发生骨折。老年人关节软骨因滑膜钙化和纤维化而失去弹性;毛细血管硬化,使关节供血不足,逐步发生关节软骨变性;韧带、腱膜、关节囊也因钙化和纤维化而僵硬,使关节的灵活性和活动度降低。

4. 呼吸系统　老年人的肺通气量为年轻人的50%～60%。老年人对缺氧和酸碱失衡的调节活动都降低;呼吸肌、膈肌及韧带萎缩,肋软骨钙化,肺及气管弹性减弱,通气和换气功能减退;胸廓弹性减低、胸壁顺应性减低;气道肌力减弱,熟睡时容易出现塌陷,形成局部狭窄,易出现打鼾或阻塞性睡眠呼吸暂停综合征等。

5. 其他　老年人的肾脏功能、胃肠系统、内分泌系统等随着年龄的增长,都会出现不同程度的衰退。如胃肠肌运动减弱,食道、胃及肠道蠕动减慢,胃排空延缓。80岁老人肾脏的重量和体积大约可减少30%。

（二）老年人的心理特点

心理变化与生理功能的衰老过程密切相关,心理活动的产生不仅具有一定的生理条件,同时是在生存条件、社会文化、生活方式、自我意识等多种因素下相互交织在一起。

1. 敏感和自尊　人的价值感和自尊心紧密联系在一起。老年人具有较深的资历和阅历,喜欢周围的人恭顺他。可是一旦住院,处处受约束,当不甘"任人摆布"的心理与现实发生矛盾时,自尊会变得更加敏感和强烈,也极易受到伤害。

2. 孤独感　老年人因病住院,对周围的环境感到陌生,家人往往因工作、家庭等事情不能陪护,医护人员又不能时刻照顾在身边,情感脆弱的老年病人极易产生孤独感。

3. 焦虑、猜疑和恐惧　病人的焦虑主要来自身体不适、家庭因素、经济压力、医院环境等方面。猜疑是一种消极的自我暗示,影响对客观事物的正确判断。老年人若长期处于此种不良的心理状态,会导致心理失衡,直接影响治疗。恐惧主要来自疾病对生命的威胁。病人怕误诊、误治、怕检查、治疗及护理操作带来的不适。

4. 依赖性加强　老年病人生活自理能力丧失或降低,需要别人的照顾,但过分依赖使老年人对自己能做的事也懒得去做,这种心理不利于病人树立战胜疾病的信心。兴趣变得狭窄;只关心自己的身体,不仅对以往有兴趣的事物表现淡漠,更无增添新兴趣的动机;强化角色:老年人往往在病情好转或接近痊愈时,仍然安于患者角色,小病大养,自信心减弱,不相信疗效,对原来担任的社会角色产生恐惧,不愿出院。

（三）老年人中常见的康复问题及常见功能障碍

1. 老年人中常见的康复问题　由于患各种疾病和损伤,老年人中最常见的需注意的康复问题有疼痛、疲劳和跌倒等。

（1）疼痛　在老年人中最多见的疼痛为风湿痛和骨关节炎、骨质疏松,其次有肌筋膜炎和复杂性局限性疼痛综合征(常伴有不同程度的自主神经功能障碍)。

（2）疲劳　因老年人中比较普遍存在睡眠障碍,以及某些药物的长期应用、代谢失常等问题,有报道称,在20%男性和30%女性中主诉有疲劳感。持续的劳累可导致体力和思维能力的下降,而这些并不能由短暂休息所缓解,其原因较疼痛更为复杂。

（3）跌倒　跌倒是65～85岁老人中占第四位的致死原因,1/10为骨折,1/5患者在跌倒后需要长时间照顾护理。在女性老年人中则因骨质疏松而更易于跌倒骨折。引起跌倒的危险因素中,2/3为环境因素,1/3为内在因素。内在因素中的视力不良、平衡障碍、外周神经病变等均可增加跌倒概率。

2. 常见功能障碍　老年人的功能障碍(残疾)一大部分是由老年疾病引起的,还有一部分是由于老化过程——衰老引起的。这两种原因所导致的残疾有时是密不可分的,主要表现为:

（1）骨关节、肌肉和运动功能障碍　如脑卒中的偏瘫和椎管狭窄时的脊髓损伤、退行性骨关节病、帕金森病、骨质疏松症和骨折等,会使得老年患者运动功能发生严重障碍。

(2) 感觉—运动障碍　如老年白内障、青光眼、耳聋、偏瘫等。

(3) 语言交流障碍　主要包括失语症、构音障碍等。许多老年脑卒中患者最容易出现大脑言语皮质中枢的损害而导致失语，特别是对言语的理解和表达能力的障碍。

(4) 精神障碍　随着年龄增加，老年人不仅会有记忆、理解、计算、逻辑推理、抽象思维等方面功能的减退，而且会在人格、情感、情绪等精神方面存在功能障碍。老年性痴呆等疾患的精神障碍表现尤其明显。

(5) 心理障碍　由于老年机体的健康状态、心理过程、社会、环境等各种因素可导致老年人心理障碍发生，如精神抑郁在老年人中十分常见。

(6) 内脏功能障碍　心、肺功能障碍（冠心病、心肌梗死、慢性阻塞性肺疾患等）在老年疾病中十分常见。即使没有严重的心肺疾患，老年人随年龄的增加，心、肺功能的减退也非常明显。

(7) 活动能力障碍　主要表现为生活自理障碍、平衡障碍、骨质疏松、跌倒、骨折、吞咽障碍、二便控制障碍等。

(8) 社会参与能力受限　由于老年人自身角色的改变，不能像年轻人那样读书、学习或参与职业活动，但应当逐渐适应老年的社会活动范围与活动内容，积极参与家庭的生活活动和社区的活动。部分老年人由于身体、性格、活动能力等原因，难以参与社会的一般性活动，出现社会的参与障碍。

(四) 康复评定

1. 老年人日常生活活动能力评定　老年人的生活范围基本上是在家庭内、社区内、医疗或疗养机构内，在评定其生活活动能力时要全面、准确、细致。日常生活活动（activities of daily living，ADL）是指人们在生活中，为了照顾自己的衣、食、住、行和在社区中生活所必需的一系列的基本活动，即日常生活活动能力，或从事这一活动的能力。日常生活活动能力评定一般分为基本日常生活活动（basical activities of daily living，BADL）和工具性日常生活活动（instrumental activities of daily living，IADL）。BADL 是在生活中的穿衣、进食、修饰、移动、保持个人卫生等活动内容，而反映较粗大的运动功能，适用于较重的残疾；IADL 是指在社区内或多或少借助一些工具所要完成的活动内容，如做家务、购物、驾车、去医院、室外活动等，它反映较精细的功能，适用于较轻的残疾。BADL 常用于医疗机构，IADL 多用于社区；大多数 IADL 量表是在 BADL 的基础上加上 IADL 内容而成，而 BADL 则多数不含 IADL 内容。基本日常生活活动评定量表较常用的有 Barthel 指数、功能独立性评定（functional independence measure，FIM）、PULSES 评定量表、ADL 指数、Kenny 自我照料指数等，其中，Barthel 指数和 FIM 应用较广泛；常用的工具性日常生活活动评定量表有快速残疾评定量表（rapid disability rating scale，RDRS）、功能活动问卷（functional activities questionnaire，FAQ）等。

2. 生活质量评定　有许多生活质量量表与评定患者生活能力有一定联系，在全面评定患者能力时可以考虑使用。如 WHOQOL-100 量表、MOS SF-36 量表、生活质量指数量表、社会支持量表、生活满意度量表等。

(五) 老年人社区康复的目标

老年人康复的目标，基本出发点应能够获得足够的独立性，减少或避免依赖。因此在制定康复目标时应强调:以保持日常生活能力为重点;尽早进行功能活动;治疗进程缓慢,且容易出现反复;不要求功能完全恢复,力争最佳结果;充分估计社会、环境因素的影响等。

（六）老年病康复的注意事项

1. **要采取积极态度** 由于康复医疗对改善功能、提高老年病患者的生活质量有积极意义,要对需要进行康复的老年人耐心地说服,包括对家属介绍康复,说明接受康复治疗的重要性,动员其接受康复治疗。特别是对需要长期维持性康复医疗者,更要积极劝说其接受治疗。

2. **对老年人康复要有耐心** 老年人对于康复,一般既缺乏积极求治的意志,又缺乏合作的耐心,加之心理衰退,耳目失灵,多种疾病使其活动不便,往往不能完成规定的康复训练,因此对老年人康复必须要有耐心,尊重老年人在康复中的合理要求和意见。

3. **宣传"生命在于运动"** 尽量动员病人多参加健身运动,提高老年人体力和抗病能力。至于参加何种项目应适合患者病情,并注意避免运动量过大。

4. **积极开展社区康复** 充分利用社区卫生资源,做好病后服务,促进老年人康复。为使散在城乡基层的广大老年患者和残疾人能得到康复治疗,开展老年社区康复服务是一条必由之路。老年人体育和康乐活动,是老年人康复的重要组成部分,因此老年病或康复医疗单位,应结合老干部活动中心、老年大学、保健站、敬老院、街道以及基层老年人体育协会等,开展老年人健身和康复活动,组织以康复中心（科）为指导的各级康复网络,充分发挥基层康复在老年人康复中的优势。

5. **要重视传统康复医疗** 在康复中应根据病人病情、心理素质以及经济条件等特点,常规地制定切合实际的康复医疗程序,多利用广大人民群众欢迎的行之有效的针灸、气功、按摩等传统康复医疗方法。

6. **要安全保护** 注意采取安全措施,避免跌倒等。

7. **预后** 对老年人的康复预后估计必须慎重。

（七）社区康复训练与服务

1. 老年人常用的康复方法

（1）运动疗法 运动疗法是老年人康复最常用的一种手段。可用于预防残障、改善机体功能障碍、提高患者生存能力以及锻炼身体、延缓衰老等。通过运动锻炼可增进肌肉、心肺功能,保持长期 ADL 独立;调动情绪,增加参与社会的机会;减少某些疾病等。在社区老年人康复训练中,应针对老年人不同致残性疾病的特点制定训练方法及运动处方。例如:选择心率在 130 次/min 左右运动强度的全身运动（如跑步、游泳、太极拳或有节奏的行走等）,每次总时间 60 分钟,分 3 次完成,每周 3 次,能使肌肉对血糖吸收率增加 15 倍,改善糖耐量,增加胰岛素敏感性,增强其分泌作用,达到治疗糖尿病的目的。选择心率在 120 次/min 左右运动强度的运动（如快步走和交际舞、太极拳等）,每次 60 分钟,每周 3 次,可增强迷走神经作用,使肾上腺素降低、血管扩张能力增大、外周阻力减少,从而达到降低血压的作用。针对老年人易跌倒的特点,在改变体位时应较缓慢,注意平衡练习和各关节柔软性练习,增强下肢肌力练习和行走等有氧运动练习等,目前太极拳被认为是提高老年人平衡能力较为有效的锻炼方法之一。但由于老年人心肺功能受限,应避免长时间练习,禁忌极量运动。

（2）理疗 理疗是应用各种电、光、磁、冷、热等物理学因素,通过直接作用引起局部组织发生生理、生化改变,或通过神经反射、体液途径以及经络穴位等间接作用调节全身状态。这种治疗方法简单、经济、奏效快、副作用小,易于被社区大多数老年人所接受。但是由于老年人感官功能的减退,所以在理疗时应注意使用的禁忌证。如防止热疗时因热感觉减退而发生烫伤。

(3) 其他 老年致残性疾病的功能障碍可有不同的表现,作业、言语、心理等多种康复训练方法适用于社区不同的老年患者。

2. 社区老年康复服务 老年人的疾病问题可困扰老年人终身,以社区为范畴的康复服务可以极大地方便年老体弱、功能障碍的老年患者,使他们在家中或在离家不远的地方获得及时的、全面的康复照顾。主要包括以下服务措施:

(1) 建立老年康复档案 老年人康复档案是记录老年人康复过程的系统文件。通过康复档案可以全面了解老年人个案的家庭、社会背景、所患疾病、目前的功能障碍及康复治疗过程等。老年康复档案资料也是实施有针对性的、系统的康复计划和措施的依据。

(2) 社区康复服务 在许多老年疾病中功能的恢复往往是一个漫长的过程。老年人在疾病恢复中、晚期,会进入社区和家庭的康复,因而社区康复站服务的有效开展将很大程度上影响老年患者的恢复情况及实现回归社会的康复目标。社区康复服务内容包括:①开展健康教育,如在社区可以针对老年个体和群体开展健康教育,使老年人获得相关的健康知识与技能,建立良好的生活方式和行为方式,预防残疾的发生。对于已经出现功能障碍的患者,通过教育使他们积极主动的配合训练和治疗,最大限度地减少残疾的影响。②指导康复训练,如在康复人员的指导下运用运动疗法、作业治疗等现代康复技术,用简单、方便的训练器具及科学的训练方法就地、就近接受长期的康复训练。

第四节 社区残疾预防

一、社区残疾预防的重要性

(一) 社区是社区康复和残疾预防工作的前沿阵地

随着人类的发展和社会进步,人们生活"社区化"的意思逐渐清晰起来,其中包括社区发展、社区文化、社区参与、社区医疗、社区服务,以及社区康复等。如医疗卫生服务社区化、康复训练社区化、精神病综合防治社区化、居民服务社区化等。社区人群身体素质的高低与残疾预防密切相关。通过对社区的发病率、患病率、死亡率、遗传病患病率、出生缺陷率、残疾现患率等指标的统计,可全面反映该社区人群的身体素质。只有做好每个基层社区的残疾预防工作,才能增进整个国家和民族的健康水平。

(二) 致残的原因

致残原因的具体种类可参阅第二章第二节。

(三) 残疾的预防

残疾预防是指在病、伤、残的发生前后采取措施,防止残疾的发生或减轻功能障碍的程度。残疾预防可分为:一级预防、二级预防和三级预防。

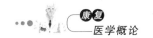

实践经验证明,做好一级预防,可降低残疾发生率70%;做好二级预防可使残疾发生率减少10%~20%。有许多残疾虽经持久的康复医疗或功能重建也难得到十分满意的效果,而引起残疾的原发病损却可以预防,在社区中应贯彻预防为主的原则。以一级预防为重点,同时加强二级、三级预防,使残疾预防和社区康复相辅相成,互相促进,共同发展。

二、社区残疾预防的实施方略

(一)坚持"预防为主"的战略方针

"预防为主"的方针必须落实到基层社区中,渗透到社区卫生、劳动、计划生育、教育、环保等部门工作领域中,渗透到社区公众意识行动中,才能真正有效地减少各种先天、后天因素的致残。

(二)建立健全工作体系,采取社会化的工作方式

建立以政府为主导,有关职能部门密切配合,动员社会力量和广大群众积极参与的工作体系,以社会化的工作方式开展社区残疾预防工作。各部门应结合各自的业务领域,在残疾预防中发挥作用。采取将部门本职业务管理与残疾预防某一领域结合起来的一体化实施方式,这既是牵头单位的职责,又扩展到了残疾预防领域。

(三)加强残疾预防的法制建设

加强国家残疾预防的立法工作,健全相关法律制度,同时加大执法力度,提供法律咨询及服务。

(四)因地制宜开展残疾预防和康复的重点工程

根据不同社区残疾的流行病学特点,针对危害面大、可预防的致残因素,结合社区现有条件和基础,制定符合实际情况的工作规划,开展重点预防工作,明确目标和原则、任务和措施、监测与评估等。

(五)与社区卫生服务初级卫生保健相结合

残疾预防与社区卫生服务初级卫生保健密切相关,其目的是通过最基本的卫生保健,减少疾病和残疾的发生,减轻残疾的程度,提高大众健康水平。此外,社区卫生服务和初级卫生保健的工作内容和任务,如:传染病预防、地方病防治、安全饮用水供应、劳动保护、交通安全、健康教育、精神卫生、环境卫生、妇幼保健、提供基本的药物等,也是残疾预防的重要环节和途径。在社区中实施残疾预防在组织管理、工作内容、服务提供方式等方面互相渗透,共同组成了实现人类健康的环节。

(六)开展健康教育,普及科学知识

应将社区残疾预防作为健康教育的内容,使社区大众在增强自我保健能力的同时,增强防残和康复的意识和能力。要充分利用社区的广播、电视、报刊等传媒,将残疾预防和康复作为经常性宣传内容。同时针对不同人群开展有针对性的教育。如对新婚夫妇开展优生优育教育等;对青少年开展加强心理与社会、行为方面的健康教育和卫生常识教育等;对老年人和慢性病病人开展自我保健教育等。

第七章 社区康复

思 考 题

一、选择题

1. 哪一年出台的《残疾人保障法》确立了我国社区康复的地位（　　）
   A．1961年　　　B．1971年　　　C．1981年　　　D．1991年
   E．2001年

2. 社区康复服务的主要对象是（　　）
   A．脑卒中患者　　B．老年人　　C．残疾人　　D．慢性病患者
   E．有康复需求的社区人群

3. 社区康复是以什么为基础的康复,是为残疾人康复机会均等、减少贫困和社会包容的一种战略。其中最正确的选项是（　　）
   A．社区　　　B．医疗　　　C．教育　　　D．职业
   E．社会

4. 下面关于社区康复的主要目标描述中最正确的是（　　）
   A．尽早帮助患者走出肢体残疾的阴影
   B．为脑瘫儿童及时提供医疗康复和教育康复
   C．尽早恢复患者的功能障碍,帮助患者尽早回归家庭
   D．为年轻的患者及时地提供职业评定与职业康复机会
   E．是确保残疾人能充分发挥自身身、心能力,能够获得正常的服务与机会,能够完全融入所在社区和社会中

5. 下面关于社区康复训练特点的描述最正确的是（　　）
   A．训练场所就地、就近　　　　B．训练方法简单易行
   C．训练器材因陋就简　　　　　D．训练时间经常、持久
   E．以上都是

6. 社区康复的主要内容包括（　　）
   A．功能锻炼、全面康复　　　　B．功能锻炼、重返社会
   C．功能锻炼、全面康复和重返社会　　D．职业和社会康复
   E．医疗和教育康复

7. 社区康复的核心内容是（　　）
   A．功能恢复,回归家庭　　　　B．职业能力恢复,重返工作岗位
   C．智力恢复,回归学校　　　　D．回归家庭,重返社会
   E．以上都不是

8. 1990年12月28日全国人大常委会通过了我国第一部《残疾人保障法》,从何时开始施行（　　）
   A．1991年5月15日　　　　　　B．1992年5月15日
   C．1993年5月15日　　　　　　D．1994年5月15日
   E．1995年5月15日

9. 铺设盲道、坡道及设置交通音响信号装置属于（　　）
   A．信息的无障碍　　　　　　　B．交流的无障碍

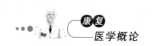

　　C．物质环境无障碍　　　　　　　　　　D．社会文明与进步
　　E．残疾人自身条件的改变

10. 正确认识残疾人和正确对待、处理残疾人问题，彻底消除社会各界对残疾人的歧视与偏见，推动和谐社会的稳定发展，其核心内容是（　　）
　　A．人人享有康复服务　　　　　　　　　B．平等・参与・共享
　　C．禁止歧视、侮辱和侵害残疾人　　　　D．给予残疾人特别扶助
　　E．享有同其他公民同等的权利与义务

11. 根据我国残疾人分类标准，将残疾人分为几类（　　）
　　A．7　　　　　　B．6　　　　　　C．5　　　　　　D．4
　　E．3

12. 早发现、早治疗，以减少残疾的发生或防止残疾程度加重。属于残疾预防中的第几级预防（　　）
　　A．一级　　　　B．二级　　　　C．三级　　　　D．四级
　　E．五级

13. "将残疾人社区康复纳入城乡基层卫生服务范围，依托社区卫生服务中心（站）和乡镇卫生院、村卫生室开展残疾人康复工作。同时发挥社区服务中心、星光计划设施、福利企事业单位、学校、幼儿园、工疗站、残疾人活动场所的作用，建立各类残疾人康复需求的康复站，形成社区服务网。"这是在哪次实施方案中提出的（　　）
　　A．《社区康复"八五"实施方案》　　　　B．《社区康复"九五"实施方案》
　　C．《社区康复"十五"实施方案》　　　　D．《社区康复"十一五"实施方案》
　　E．《社区康复"十二五"实施方案》

14. 偏瘫患者的软瘫期通常是指发病且病情稳定后1～2周内，相当于Brunnstrom分级法的（　　）
　　A．Ⅰ～Ⅱ期　　B．Ⅱ～Ⅲ期　　C．Ⅲ～Ⅳ期　　D．Ⅳ～Ⅴ期
　　E．Ⅴ～Ⅵ期

15. 不同节段脊髓损伤患者的康复目标各不相同，下列哪一节段的脊髓损伤患者可恢复到独立自由地使用轮椅、独立进行各种转移、独立进行大小便的处理程度（　　）
　　A．C_4　　　　B．C_5　　　　C．C_6　　　　D．C_7～T_2
　　E．T_3～T_{12}

16. 在颈椎病中表现为项背肩痛、头颈活动受限，常伴向臂或手部放射症状，或上肢麻木和感觉障碍属于（　　）
　　A．神经根型　　B．脊髓型　　　C．交感神经型　　D．椎动脉型
　　E．混合型

17. 以患者为中心，治疗—游戏—教育三结合属于（　　）的康复原则
　　A．偏瘫　　　　B．脊髓损伤　　C．颈椎病　　　　D．下腰痛
　　E．残疾儿童

二、简答题

1. 社会康复与社区康复有何区别？
2. 专业康复与社区康复有何区别？

3. 社区康复的特点有哪些?
4. 社区康复包括哪些方面的内容?
5. 社区康复的服务对象有哪些?
6. 怎样理解慢性病病人的康复意义?
7. 偏瘫患者社区康复的目标应包括哪些内容?
8. 如何对不同水平SCI的康复进行预测?
9. 儿童康复的特点有哪些?
10. 残疾儿童的康复原则是什么?
11. 社区残疾预防的实施方略包括哪些内容?

参考答案:
选择题1~17题:DEAEE CDACB ABDAD AE

第八章 人体发育学

学习目标

1. 掌握人体发育的基本过程。
2. 掌握人体发育过程中的运动功能、认知及言语功能的发育规律。
3. 熟悉研究人体发育学的意义及其目的。
4. 了解每个年龄段的发育要点。

重点内容提示

掌握发育评定的基本内容。

第一节 人体发育学概述

一、人体发育学的概念

人体发育学是研究人个体发育全过程的科学,属于发育科学的范畴,人体发育的全过程包括发育成长各阶段,如人体生命开始阶段的器官、组织和结构的发育,婴幼儿到成人发育过程的运动功能、认知功能、言语功能、心理功能、社会功能的发育等。

发育(development)不仅是指胎儿时期组织器官的生长,而且是指从婴幼儿的生长发育,经过儿童、青少年的运动功能、认知功能、言语功能、心理功能、社会功能等到逐步成熟的青年与成人,以及人到中年后步入老年、经历临终与死亡等各个阶段。成熟(maturation)是指人体生命结构和功能在生长过程中达到完全发育的状态,即生理发育成熟和心理社会功能发育成熟,发育成熟受遗传和后天发育环境的影响,从胎儿期发育经过婴幼儿期、儿童期到青年期的发育是个体功能逐渐走向成熟的过程。但是,成人期后直到老年期出现了人体器官组织功能的衰退,很难用"发育"来理解。进入成年期的发育过程,逐渐出现人的组织器官生理功能的下降,运动能力的瞬间反应能力衰退,计算能力和记忆力的减退等等,这些都是衰老(退行性改变)的变化,是客观存在的现实,仍属于整个人体发育过程的一部分。因此,无论是婴幼儿期、儿童及青春期或成年期的发育,以人体生命轨迹为研究对象的人体发育学,应该包括生长发育和衰退这两种变化的过程,这也为学习和研究人体发育学提供足够的理论基础。

二、人体发育学的研究范围

人体发育学全面、综合地研究人生发育过程中所涉及人的整个生命的生物、心理和社会等各种与发育相关的要素,包括人生各阶段运动功能、认知功能、言语功能、心理功能、社会功能等变化的规律。

1. 运动功能发育　运动功能发育是指随人体的成长而不断分化、多样化、复杂化的过程。运动功能的正常发育是一个有序的不断进行的过程,运动能力和技能的发育受遗传因素、身高、性别、性格及其经历等因素的影响和制约。

2. 认知功能发育　认知功能发育受让·皮亚杰(Jean Piaget,1896~1980)的认知发育理论的影响,主要分为四个阶段,包括感觉运动期、前操作期、具体操作期和形式操作期。但是,在西方认知发展心理学的研究中,越来越多的人提出,儿童认知能力的发展并不是以皮亚杰的年龄阶段论所描述的那种"全或无"的形式进行的。他们通过实验发现,许多重要的认知能力在儿童十分年幼时就已经存在,只是程度有限,这些能力将随着个体知识和经验的增长,一直发展到成年期。

3. 言语　言语是一种社会现象,是人类通过高级结构化的声音组合,或者通过特定符号、手势等构成的一种符号系统,同时又是运用这种符号系统来交流思想的行为。简单来说,言语是把语言符号按照语言的规则排列起来并表达具体内容的。

4. 心理　心理是人脑对客观物质世界的主观反应,心理现象包括心理过程和人格。心理发育由三大阶段组成:从婴儿期到青春期的性格形成阶段,成年期稳定阶段和老年期、死亡期的衰退阶段。

5. 社会功能发育　社会功能发育主要是指社会知觉、人际吸引、人际沟通、人际相互作用。社会知觉指对人、对己和对群体的知觉,是指交往过程中人们之间的相互认识和了解。人际吸引是人际关系的一种特殊形式,这里情感占有优势,在社会生活中,人们彼此之间不仅相互知觉、相互认识,而且也形成一定的情感联系。人际沟通是指人们之间的信息交流过程,也就是人们在共同活动中彼此交流各种观点、思想和感情的过程,这种交流主要是通过言语、表情、手势、体态以及社会距离等来表示。

三、研究人体发育学的意义

现代医学新模式认为除生物学因素外,心理、精神、情绪和社会因素都可致病,因此在疾病预防时,不能忽视控制社会和心理的因素;不仅要重视疾病的形态学变化及其引起的病症,也要重视功能的恢复,因此在治疗上不仅要消除临床症状,而且要预防和恢复功能上的缺损。以健康的新概念和医学的新模式作为理论基础,可以指导康复治疗的三大原则,即功能训练、全面康复、重返社会。这些原则充分反应了人体发育和康复医学之间的关系,具体体现在以下几个方面。

1. 人体发育学的促进作用　人体发育学研究的是如何把人体从胎儿期到死亡,把心理发育和社会过程结合起来。它还研究如何把相关的学科,如历史、教育、哲学、经济学和卫生科学的有关发现结合起来。促进各相关学科从传统的非人体发育研究转到对人的行为的总体全面研究上是人生发展研究的一门新兴学科。

2. 为人体发育学的自身发展提供依据　人体发育学在很多的教学领域里都还是空白,因此很多关于人体生长发育的研究都会刺激其本身的发展。例如,身高是人体生长发育一个重要的生理参数,其受遗传和环境双重因素影响。身高的遗传研究不仅可以阐明与人体生长发育有关的生理过程,在人类学、遗传医学、运动学、个体识别等领域都有非常重要的意义。早在20世纪初研究人员就已开展了这方面的研究工作。由于身高是一个多基因遗传的数量形状,影响因素众多,对它的遗传学研究一直进展缓慢。早期主要集中于身高遗传率的研究,对于控制身高相关基因的数量、定位等知之甚少,把与年龄相关的人生各个阶段和事件互相结合起来,使之成为一个更富于意义的整体。这些研究围绕着人体生长发育,同时又促进了人体发育学的成熟发展。

3. 人体发育与康复治疗技术发展的相互影响　康复治疗技术大致可分为几大类:物理疗法(PT)、作业疗法(OT)、言语治疗(ST)以及康复工程技术。

(1) 康复治疗技术的建立和发展都是以人体各种功能发育为理论基础的,与人体发育学有密切关系。物理疗法中常用的神经生理学疗法技术,如 Rood 技术、Bobath 技术、Brunnstrom 技术以及本体感觉神经肌肉促进技术(PNF)等是治疗脑性瘫痪(CP)和脑卒中造成的肢体功能障碍或其他功能障碍患者的重要手段,所以只有充分了解人体神经系统的正常发育规律,才能正确而熟练地应用这些技术。对偏瘫患者进行功能训练时,如果了解了人体发育顺序是从近端到远端、从头到下肢、从粗大运动到精细运动等基本的发育顺序,则不会导致盲目训练,从而影响患者的功能恢复。同样,熟悉婴幼儿言语发育的规律,才能对合并言语障碍的患者实施正确有效的言语治疗。因此,人体发育学可以帮助我们对康复治疗技术理解、对提高和促进康复治疗技术向更高水平的发展具有重要的临床意义。

(2) 康复治疗学专业是以人体发育学为基础的学科之一,同时,康复治疗技术临床经验的积累和理论的发展,丰富了人体发育学的研究内容,促进了人体发育学的发展。对于康复治疗技术来说,康复治疗的对象是有功能障碍的人群,包括器官功能、躯体功能、社会心理功能等等,这些功能障碍是在发育的过程中出现,这就要求对人体发育学的学习,不是单纯的学习其正常的发育,还要研究和学习异常的发育过程。

四、正常发育规律

全面的康复医学要求提高患者的运动功能、言语功能、心理和社会功能等,从而要求掌握人体的正常发育规律,熟悉正常人体的发育规律对残疾人生理、心理和社会功能进行适当的功能评定,帮助患者最大限度地恢复其功能,重返社会。

(一)生长发育的一般规律

生长发育是处于不断变化过程中,呈现其固有的一般规律,也包括发育的不均衡性、连续性、阶段性和个体差异性,是先天因素和后天环境因素相互作用的结果。

1. 生长发育的一般规律　生长发育的程序呈现出由头到尾、由近端到远端、由粗大运动到精细运动、由静态的控制到动态的控制的规律。婴幼儿的发育一般是按照这个规律,例如3个月左右的婴儿先是学会头的控制,包括各种体位下头的运动和控制,慢慢发育到坐位躯干的控制(5个月左右),然后是骨盆和髋关节的控制(爬行:7个月左右),最后发展到步行(12个月左右),这就是典型的头尾发育规律。

2. 生长发育的不均衡性　生长发育的不均衡性表现为在整个小儿阶段,其生长发育的速度是不均衡的,包括各组织、器官的生长发育的速度不是等同的,随着小儿的年龄不同,生长发育的速度也就存在差异。例如,在小儿生长发育过程中,身高和体格的发育有两个高峰期:一个是在婴儿期(出生～1岁),另一个在青春期(10～20岁)。器官功能的发育不均衡,体现了人体功能发育的适应性,例如,脑的发育最早,在生后前几年发育最快,6岁时脑的大小及重量已接近成人;而性器官则要到青春期才迅速发育。

3. 生长发育的连续性和阶段性　生长发育是处于不断变化的过程中,呈现其固有的规律,即不同年龄阶段的生长发育有其自身的特点。人体的发育从出生到死亡可以分为连续的七个阶段(图8-1),每个阶段又各有其不同的发育特点,包括各个阶段的器官的发育、运动功能的发育、言语认知功能的发育、心理和社会功能的发育等。

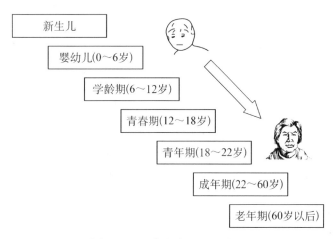

图 8-1　人体发育的七个阶段

4. 生长发育的个体差异性　影响生长发育的最重要的因素是先天的遗传性,表现最为突出的是体型。同时,后天的环境因素也是影响生长发育的重要因素,生长发育的速度、发育成熟的时间等都反映生长发育的水平。

(二)生长发育的正常规律

康复治疗技术的发展与人体结构和功能的发育有着密切的关系,人体体格发育、运动功能发育、神经心理功能发育、言语功能发育以及感知功能发育给康复医学的发展提供了方向,只有熟悉人体正常的发育规律,治疗人员才能正确地运用适当的康复评定和治疗技术。

1. 体格发育　用来衡量发育的指标,主要是针对婴幼儿。常用的指标有身高、体重、头围、胸围、身体比例(匀称性)等,其中,体重是衡量体格发育和营养状况的最重要和最常用的指标。体重在1周岁增长的速度最快,进入青春期,体重也会增长得很快。具体的估算公式是:

$$3～12 个月:体重 = [年龄(月) + 9]/2$$
$$1～6 岁:体重 = 年龄(月) \times 2 + 8$$
$$7～12 岁:体重 = [年龄(岁) \times 7 - 5]/2$$

其他几方面的发育和骨骼的发育分不开。身高也是在一周岁内发育得最快,脊柱的发育和下肢的发育是影响身高发育的因素,当然,遗传因素是影响身高的主要因素。一般我国婴儿出生时的平均身高是 50 cm。头围的发育是骨骼发育和神经系统发育很好的指标,头围是指自眉弓上缘最高处经枕后结节绕头一周的长度。

2. **运动功能发育**　婴幼儿及儿童的运动功能发育与其脑的形态及功能密切有关,因为运动是在大脑皮质直接参与和控制下发展的。人体发育的每个阶段都有其主要的特点。新生儿的运动功能发育特点主要是原始反射的发育、存在和消失,伴随躯干和肢体的平衡反应的出现和强化,以及粗大和精细运动功能的发育(表 8-1)。同时,按照人体发育的一般规律,不断出现更高级的运动功能。

人出生后的第一年在运动功能发育上取得非常重大的进步,特别是作为人类特有的动作——手的操作能力和直立行走的出现,标志着人和动物的本质区别;第二年相对稳定;第三年又是迅速发展的时期。儿童运动功能的发育有一定的顺序,即不同年龄阶段出现不同的运动行为,而且运动的发育还遵循生长发育的一般规律。

表 8-1　粗大和精细运动功能的发育

粗大运动	平均年龄	精细运动	平均年龄
头的控制	3～4 个月	尺侧抓握反射	3 个月
翻身(仰卧—侧卧)	3 个月	集团抓握反射	6 个月
翻身(卧位转移)	6 个月	桡侧抓握反射	7 个月
功能性坐位	8 个月	侧捏	9 个月
爬行	9 个月	近端指腹—指腹	9 个月
独立行走	12～13 个月	指腹—指腹	10 个月
跑、跳	2 岁	指尖—指尖	12 个月
能快跑、协调性更好	4～5 岁	用笔乱画	1～2 周岁
		会用筷子、解衣扣	2～3 周岁
		独立穿衣、写字	4 周岁

3. **神经心理功能发育**　中枢神经系统(脑和脊髓)的发育是小儿神经心理功能发育的基础。小儿神经系统发育最早,出生时大脑外形与成人相似,脑的沟回已经形成,出生时神经细胞数目已与成人相同。出生后脑的发育主要是神经细胞体积增大和树突增多、加长,以及神经髓鞘的形成。3 岁左右脑细胞分化基本完成,8 岁左右与成人相似。脊髓的发育在出生时已较成熟,其发育伴随着运动功能的发育,随年龄增大,脊髓的重量和长度都在增加。

神经系统的发育不但是伴随着运动功能的发育,而且是伴随着婴幼儿心理活动的变化,以及在周围环境的影响下,心理功能成熟的过程。心理现象则是心理活动的表现形式,一般包括心理过程和个性心理两大类。心理过程包括认知过程、情绪和情感过程及意志过程,是心理现象的动态表现形式;个性心理是指心理过程中表现出来的个性倾向性、个性心理特征及自我意识系统 3 个方面,是心理现象的静态表现形式。两者是相互联系、不可分割的。

4. **语言功能发育**　语言是人类交际的重要工具。凡有人类的地方就会有语言。世界上到底有多少种语言呢？据德国出版的《语言学及语言交际工具问题手册》说，现在世界上查明的有5 651种语言，在这些语言中，有1 400多种还没有被人们承认是独立的语言，或者是正在衰亡的语言。语言是人类出现的一种高级神经系统活动形式，是为表达思维和意识而发出的声音。

语言的发育除了受中枢神经系统言语中枢控制，还需要正常的听觉和发音器官，故言语障碍，除了检查神经系统的功能外，还要注意有无听觉和发音器官的功能异常。所以，语言的发育包括发音、理解、表达和交流。语言发育过程见表8-2。

表8-2 语言发育过程

年龄	言 语 能 力
0～2个月	基础生物发音
2～3个月	简单的元音
4～11个月	牙牙学语
1岁	会说第一个有意义词语
3岁	会说自己的名字和性别，可以问一些简单问题
4岁	会说自己年龄，基本可以辅音发音
5～6岁	掌握辅音发音

5. 感知发育　客观事物直接作用于人的感官（感受器），事物的个别属性（声音、颜色、温度等）反映在人脑中，就产生了感觉。对事物的各种属性、各个部分及其相互关系的综合的、整体的反映就成了知觉。感知是一个基本的心理过程，通过这一过程，人体可以认识周围环境。在实际生活中，人都是以知觉的形式直接反映具体事物的。根据知觉所反映的事物的特性，可分为空间知觉、时间知觉和运动知觉。又根据知觉时起主导作用的分析器（眼睛、耳朵、舌头、皮肤等），分为视感知觉、听感知觉、触感知觉、味嗅感知觉等。

(1) 视感知觉　视觉刺激在婴幼儿及其周围环境联系中提供着极其重要的信息。婴儿出生时，眼睛已经具有相当好的光学特点，但所有的视神经细胞都尚未发育完善，还需要经历一个发育成熟的过程。新生儿出生即有瞳孔对光反射，已经可以看见明暗和颜色，视觉已相当敏锐。但新生儿的视敏度仅为正常人视力的1/40（新生儿/成人视觉：20/800）。

通过眼球的运动及其调节机制来注视或跟踪物体，这是视觉过程最初的准备步骤。视觉主要是察觉最初辨认的物体所展现的复杂信息，包括对图案、颜色、运动和远近等信息的辨认。新生儿对红与蓝色表现出不同的反应，2个月时已能对某些波长的光做出分辨，6个月时视觉的基本功能已接近成人，随后在辨别颜色的准确性上继续发展。视感知觉发育过程见表8-3。

表8-3 视感知觉发育过程

平均年龄	视 觉 功 能
1个月	短暂视物，可以缓慢跟物至中线
2个月	开始出现头眼协调，小范围的跟踪物体

续 表

平均年龄	视 觉 功 能
3~4个月	目光可以一直跟踪物体,包括左右/上下跟物
6个月	可以利用身体调节目光跟物
9个月	可以注视3~3.5 m内物体的移动
12个月	注视自己喜欢的物品
18个月	可以注视3 m处的物品
2岁	区别垂直线和横线
4岁	能辨认几种几何图形
5岁	能区别各种颜色
7岁	能正确辨认相近的数字和字母
10岁	正确判断距离和速度,能接住从远处抛来的物体

(2) 听感知觉 新生儿已具备听觉能力,但听力稍低下。由于听觉中枢还没有发育成熟,当有大声响时会出现眨眼或惊吓反射,或由安静变为啼哭,也可能由啼哭转为安静。新生儿听觉阈值高于成人10~20 dB(分贝),生后1周内听觉敏锐度有很大提高,2个月已能区别出笛声和铃声,3个月可将头转向声源,4个月以后能按类别区分不同的语音,6个月时对母亲的语音有明显的反应,这种感知不同语音的能力有助于以后语言的学习。听感知觉的发育过程见表8-4。

表8-4 听感知觉的发育过程

平均年龄	听 觉 功 能
1个月	对铃声有反应
2个月	区别铃声与笛声
3个月	头可以转向声源
4个月	可以对熟悉的声音微笑
6个月	对母亲声音有反应
9个月	可以迅速地注视声源
12个月	能听懂自己的名字,可以控制对声音的反应
18个月	能区别不同的声音
2岁	能区别较轻或精细的声音,如撕纸、流水声
3岁	能区别更精确的发音,如"依""啊"等音

(3) 触感知觉 皮肤感觉包括痛觉、温觉、触觉及深部感觉,婴幼儿皮肤感觉很早就表现出来。新生儿痛觉已存在,但不敏感,疼痛刺激后出现泛化反应。新生儿对温度的感受性比较敏锐,可以区别牛奶或水温温度的高低,特别是对冷刺激的反应比热刺激的反应更明显,如刚出生的新生儿遇到冷环境会大声啼哭,如果放到温暖的地方就会很安静。新生儿对触觉有高度的灵敏性,新生儿能对接触身体的襁褓或被褥的任何不舒服的刺激会出现强烈

的反应。其特别敏感的部位是嘴唇、手掌、脚掌、前额、眼睑等处,即会出现相应的反射动作。

(4) 嗅味感知觉　嗅觉和味觉在婴儿出生时,相应的中枢及其外周器官已发育成熟。哺乳时新生儿闻到奶香就会寻找母亲的乳头,4个月的婴儿就能比较稳定地区别好的气味和不好的气味,比如喜欢好闻的茴香油味,而不喜欢难闻的臭胶味。7～8个月时嗅觉发育已很灵敏,2岁时能识别各种气味。婴幼儿味觉的发育也比较早,新生儿时期就能对不同的味觉物质有着不同反应。对微甜的糖水很喜欢,吸吮速度加快,间歇时间缩短;而对酸的或苦的东西表现出一种特有的消极表情,即皱眉、闭眼、张嘴甚至哭闹等。4～5个月以后的婴儿味觉更加敏感,对任何食物的改变都会出现敏锐的反应。

五、异常发育

当儿童生长发育违背正常规律时,就会发生其形态及功能发育的障碍。依据其发生的时间段可分为三类:

1. **出生前后病因**　出生时即已形成的发育障碍,或在胎儿期就可能诊断出的发育障碍,如各类先天畸形、脊柱裂、先天性多发性关节挛缩症等。还包括难以早期发现的发育障碍,如脑性瘫痪、先天性进行性肌营养不良、染色体异常、代谢异常、先天性感染以及早产、低体重出生等所致的发育障碍。

2. **围产期相关发育障碍**　与围产期因素相关的发育障碍,如脑性瘫痪、臂丛神经损伤(产伤)等。

3. **后天因素所致的发育障碍**　后天环境因素所致的发育障碍,如各类外伤、肿瘤、感染、污染等导致的发育障碍。发育障碍中严重者即为重症身心障碍,无论发育障碍的种类和程度如何,对儿童来说都有再发育的可能性和潜在发育能力,因此只有适当地应用康复手段,才能抑制异常发育,充分挖掘潜在的发育能力。

临床较为常见的发育障碍和异常可分为运动功能障碍、行为发育障碍或异常、言语或语言发育障碍、学习障碍、精神发育滞后、孤独症等。

(一) 运动功能障碍

运动功能障碍可由先天及后天因素所致的与运动功能有关的神经系统、运动系统损伤所致。

1. **先天性运动功能障碍**　是指出生前因素所导致的运动功能障碍,如:染色体异常、先天性中枢神经系统病变、肢体缺损、脊柱裂、髋关节脱位、进行性肌营养不良和遗传性脊髓性肌萎缩症等。

2. **后天性运动功能障碍**　是指出生后异常因素所导致的运动功能障碍,如多发性周围神经炎、急性脊髓灰质炎、颅脑损伤、脑炎及脑膜炎后遗症、脊髓损伤、骨关节损伤和少年类风湿关节炎等。

3. **脑性瘫痪**　是临床最为多见的小儿运动障碍和肢体残疾。脑性瘫痪(cerebral palsy,CP)简称脑瘫,一般是指出生前1个月至出生后1周内各种原因造成的非进行性脑损伤和发育缺陷所导致的功能综合征,主要表现为运动障碍及姿势异常。由于病因不同,脑损伤部位和程度也不同。其临床表现多种多样,但都存在不同程度的运动功能发育滞后、姿势异常、肌力和肌张力及反射发育异常等(图8-2,8-3)。

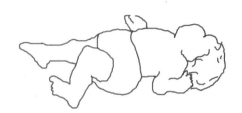 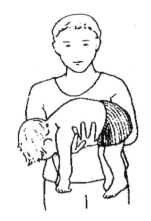

图 8-2 小儿脑瘫姿势异常　　　　图 8-3 低肌张力小儿脑瘫

(二) 行为发育障碍或异常

对比儿童正常行为发展,儿童行为及发育主要受生物因素、环境因素的影响,在各种不良因素影响下导致的儿童行为发育问题和障碍,包括生物功能行为问题、运动行为问题、社会行为问题、性格行为问题、语言障碍行为性语言障碍、注意缺陷多动障碍等。

(三) 言语和语言发育障碍

早发现、早干预和早治疗是脑性瘫痪治疗的最基本原则,而言语和语言发育障碍是学龄前儿童中常见的一种发育障碍,严重影响以后发育过程中的阅读和书写能力。影响言语和语言障碍的因素有听力障碍、精神发育迟滞、家族因素、发音器官、脑性瘫痪及其他神经系统障碍和环境因素等等。

临床表现主要有以下四个方面:

1. 构音异常　即言语不清晰,轻的是个别发音错误,严重则是很多发音错误,以至他人难以听懂。常见的异常有舌根音化、舌前音化、不送气音化、省略音化。

2. 嗓音问题　嗓音问题可分功能性和器质性的,主要表现为音调、响度、音质共鸣的异常。

3. 流利性问题　儿童说话流利性表现为说话时有停顿、重复、延长、阻塞现象及连带动作等,脑性瘫痪多见,常见于 2~4 岁的儿童。

4. 语言发育问题　语言问题包括语言发育迟缓和语言发育障碍,语言发育迟缓是指语言发育是遵循正常顺序,但发育的时间相对较慢;语言发育障碍是指语言发育偏离了正常的顺序,如语言表达障碍、语言感觉和表达的混合障碍、语言信息处理障碍等。

(四) 学习障碍

学习障碍属于特殊障碍,是指在获得和运用听、说、读、写、计算推理等特殊技能上有明显的困难,并伴有多种障碍的综合征。一般临床上常把各种原因引起的学业问题统称为学习障碍。

(五) 精神发育滞后

精神发育滞后(mental retardation,MD)也称为智力发育迟缓。精神发育滞后是多种原因引起的发育时的脑功能异常。主要病因有生物医学因素和社会心理文化因素,前者主要是指儿童在发育过程中脑组织受损引起的;后者主要是指教养不当、感觉剥夺、文化剥夺、家庭结构不完整、父母有心理障碍等后天因素。

临床表现有学习能力异常、思维和推理能力异常、解决问题和适应环境变化的能力差、为实现意愿而自我激发的能力差,其言语、注意力、记忆力、理解力、洞察力、抽象、思维、想象力等都明显落后。

(六) 孤独症

孤独症(autism)又称自闭症,是一组终身性、固定性、具有异常行为特征的广泛性发育障碍性疾病。其起病于婴幼儿期,表现为以社会交往、言语沟通和认知功能等特定性发育迟缓和偏离为特征的精神障碍。

孤独症的病因比较复杂,它是多种生物学因素引起的广泛发育障碍。与遗传、出生缺陷、出生前后的不利因素有关。主要病因有遗传、孕期及围产期因素、神经生物及生理学因素、社会心理因素、免疫学因素、后天的家庭因素等。孤独症主要临床表现的基本特征为社会交往障碍、语言或非语言交流障碍、兴趣范围狭窄及刻板、僵硬的行为方式,多在3岁内起病。

(七) 重症身心发育障碍

重症身心发育障碍是指同时具有严重的运动和智力发育障碍,难以独立完成功能的动作,精神发育滞后主要表现为"痴呆"。此症是由各种原因的脑发育障碍或损伤所致。最为多见的是脑性瘫痪、重度精神发育滞后、脑发育畸形、染色体异常、脑炎及脑膜炎后遗症、重症癫痫等。临床主要表现为异常姿势和动作、肌张力异常(造成躯干四肢挛缩畸形)、癫痫、日常生活活动能力均需要帮助、交流困难、精神行为异常等等。

第二节 发育评定

人体发育评定包括体格发育评定、运动发育评定、神经心理发育评定等各种能力及特征的测验。评定的目的是发现问题、评价疗效和指导康复。

发育评定的基本原则是:①目的明确,即评定的量表有多种,应根据目的、要求选择公认的、简便有效的评定方法;②量表适用性,即选用公用的、操作方便和应用广泛的量表进行评定;③测验标准化:选用信度和效度比较高的方法进行评定。

一、体格发育评定

体格发育评定包括发育水平、生长速度和身体匀称度三个方面进行的评定。各项指标的测量,必须使用统一、准确的工具和方法。

1. 标准值 为了确定个体或群体儿童是否正常生长,需要提供可以参考的客观数据。

2. 发育水平 是指某一年龄时间、儿童某一体格生长指标与该人群参考值比较所达到的程度。可以了解群体儿童体格生长发育状况和个体儿童体格生长所达到的水平。通常用均值离差法表示。

3. **生长速度** 是通过定期、连续测量某项生长指标,获得该项指标在某一年龄段增长情况与参考人群进行比较。多用于评定个体儿童。通常用百分位和曲线图表示。

4. **身体匀称度** 用来反映体重、身长或身高、胸围、上臂围等指标之间的关系。常用指数法、相关法表示。指数法可以根据不同目的和要求进行评定,如判断是否有胖或瘦的倾向,选择 Kaup 指数;身体部位比例不正常,可以用身高和坐高指数。指数法常用于研究工作、教学以及体格生长判断有疑难时。相关法则是将身高、体重、胸围、上臂围等多项指标实际测量的值结合起来,进行体格生长综合评定,了解被评定者的体型,但它不能反映儿童的生长速度,且也较繁琐。

二、运动发育评定

运动发育评定是依据婴幼儿运动发育的规律、运动与姿势发育的顺序、肌力、肌张力、关节活动度、原始反射发育、运动类型等特点,综合判断是否存在发育异常。临床可采用较为公认、信度与效度好的评定量表,如:格塞尔发育诊断量表、贝利婴儿发育量表、粗大运动功能评定量表(GMFM)(表 8-5)、Peabody 运动发育评定量表(P-DMS)等。

精细运动功能的评定可选用上肢技能测试量表(QUEST)等。其中评定粗大运动功能常用的是 GMFM 计分方法。GMFM 的计分是"0"到"3"分,"0"表示动作的开始不能;"1"分表示只能做启动的动作,即幅度很小;"2"分表示可以部分完成动作;"3"分表示可以独立完成功能活动;NT 表示没有测。

表 8-5　GMFM 计分方法

序号	A:卧位和翻身	得分				NT
1	仰卧头在中线	0□	1□	2□	3□	□
2	仰卧可以手在中线控制	0□	1□	2□	3□	□
3	仰卧可抬头 45°	0□	1□	2□	3□	□
4	仰卧右侧完全屈膝时可屈髋	0□	1□	2□	3□	□
5	仰卧左侧完全屈膝时可屈髋	0□	1□	2□	3□	□
6	仰卧伸右手可以到中线够玩具	0□	1□	2□	3□	□
7	仰卧伸左手可以到中线够玩具	0□	1□	2□	3□	□
8	仰卧通过右侧翻身到俯卧	0□	1□	2□	3□	□
9	仰卧通过左侧翻身到俯卧	0□	1□	2□	3□	□
10	俯卧可抬头到直立位	0□	1□	2□	3□	□
11	俯卧前臂支撑、抬头直立、胸壁抬离床面	0□	1□	2□	3□	□
12	俯卧右侧前臂支撑、左侧上肢在前面伸直	0□	1□	2□	3□	□
13	俯卧左侧前臂支撑、右侧上肢在前面伸直	0□	1□	2□	3□	□
14	俯卧从右侧翻身到仰卧	0□	1□	2□	3□	□
15	俯卧从左侧翻身到仰卧	0□	1□	2□	3□	□
16	右侧上肢支撑,左侧肩可以抬起 90°	0□	1□	2□	3□	□
17	左侧上肢支撑,右侧肩可以抬起 90°	0□	1□	2□	3□	□

续 表

序号	B:坐位	得 分				NT
18	仰卧抓住检查者手可控制头到坐位	0☐	1☐	2☐	3☐	☐
19	仰卧可翻身到右侧获得坐位	0☐	1☐	2☐	3☐	☐
20	仰卧可翻身到左侧获得坐位	0☐	1☐	2☐	3☐	☐
21	检查者控制坐在垫子上头可控制直立 3 s	0☐	1☐	2☐	3☐	☐
22	检查者控制坐在垫子上头可控制中线 10 s	0☐	1☐	2☐	3☐	☐
23	上肢支撑坐在垫子上维持 5 s	0☐	1☐	2☐	3☐	☐
24	功能性坐在垫子上维持 3 s	0☐	1☐	2☐	3☐	☐
25	坐在垫子上放一玩具在前面身体可以向前移且可回到原位	0☐	1☐	2☐	3☐	☐
26	坐在垫子上放玩具在右侧后面 45°可以转身去拿	0☐	1☐	2☐	3☐	☐
27	坐在垫子上放玩具在左侧后面 45°可以转身去拿	0☐	1☐	2☐	3☐	☐
28	右侧支撑功能性坐位可维持 5 s	0☐	1☐	2☐	3☐	☐
29	左侧支撑功能性坐位可维持 5 s	0☐	1☐	2☐	3☐	☐
30	坐在垫子上可以独立到俯卧	0☐	1☐	2☐	3☐	☐
31	垫子上脚在前面可维持右侧坐位	0☐	1☐	2☐	3☐	☐
32	垫子上脚在前面可维持左侧坐位	0☐	1☐	2☐	3☐	☐
33	垫子上坐位可以用上肢辅助旋转 90°	0☐	1☐	2☐	3☐	☐
34	在凳子上功能性坐位可维持 10 s	0☐	1☐	2☐	3☐	☐
35	可以辅助坐在小凳子上	0☐	1☐	2☐	3☐	☐
36	可以独立坐在小凳子上	0☐	1☐	2☐	3☐	☐
37	可以坐大的凳子	0☐	1☐	2☐	3☐	☐

序号	C:爬和跪	得 分				NT
38	俯卧位:向前方腹爬 1.8 m	0☐	1☐	2☐	3☐	☐
39	四点支持位:用手与膝支撑身体 10 s	0☐	1☐	2☐	3☐	☐
40	四点支持位:不用上肢支撑成坐位	0☐	1☐	2☐	3☐	☐
41	俯卧位:成四点支持位	0☐	1☐	2☐	3☐	☐
42	四点支持位:右上肢向前伸出,手的位置高于肩部	0☐	1☐	2☐	3☐	☐
43	四点支持位:左上肢向前伸出,手的位置高于肩部	0☐	1☐	2☐	3☐	☐
44	四点支持位:向前爬或蛙跳 1.8 m	0☐	1☐	2☐	3☐	☐
45	四点支持位:向前交替性四点爬 1.8 m	0☐	1☐	2☐	3☐	☐
46	四点支持位:用手和膝四点爬上四级台阶	0☐	1☐	2☐	3☐	☐
47	四点支持位:用手和膝退爬下四级台阶	0☐	1☐	2☐	3☐	☐
48	坐垫子上:使用上肢成跪立位,不用上肢支撑保持 10 s	0☐	1☐	2☐	3☐	☐
49	跪立位:上肢支持右膝成半跪位,不用上肢支撑保持 10 s	0☐	1☐	2☐	3☐	☐
50	跪立位:上肢支持左膝成半跪位,不用上肢支撑保持 10 s	0☐	1☐	2☐	3☐	☐
51	跪立位:不用上肢支撑向前跪走 10 步	0☐	1☐	2☐	3☐	☐
52	从地面:抓椅子站立	0☐	1☐	2☐	3☐	☐

续 表

序号	C:爬和跪	得		分		NT
53	站立:不用上肢支持保持3 s	0□	1□	2□	3□	□
54	站立:单手抓住椅子,右脚抬起,保持3 s	0□	1□	2□	3□	□
55	站立:单手抓住椅子,左脚抬起,保持3 s	0□	1□	2□	3□	□
56	站立:不用上肢支持保持20 s	0□	1□	2□	3□	□
57	站立:右脚抬起,不用上肢支持保持10 s	0□	1□	2□	3□	□
58	站立:左脚抬起,不用上肢支持保持10 s	0□	1□	2□	3□	□

序号	D:站立	得		分		NT
59	凳子坐位:不用上肢站起	0□	1□	2□	3□	□
60	跪立位:从右侧半跪位站起,不用上肢	0□	1□	2□	3□	□
61	跪立位:从左侧半跪位站起,不用上肢	0□	1□	2□	3□	□
62	站立位:有控制地从低位落坐地面,不用上肢	0□	1□	2□	3□	□
63	站立位:呈蹲位,不用上肢	0□	1□	2□	3□	□
64	站立位:不用上肢,从地面取物返回呈站立位	0□	1□	2□	3□	□

序号	E:步行、跑、跳	得		分		NT
65	站立:扶栏杆,向右侧横走5步	0□	1□	2□	3□	□
66	站立:扶栏杆,向左侧横走5步	0□	1□	2□	3□	□
67	站立:牵两手向前走10步	0□	1□	2□	3□	□
68	站立:牵单手向前走10步	0□	1□	2□	3□	□
69	站立:向前走10步	0□	1□	2□	3□	□
70	站立:向前走10步,停止,转180°,返回	0□	1□	2□	3□	□
71	站立:后退10步	0□	1□	2□	3□	□
72	站立:两手提大物向前走10步	0□	1□	2□	3□	□
73	站立:在20 cm间隔的平行线之间向前走10步	0□	1□	2□	3□	□
74	站立:在2 cm宽的直线上向前走10步	0□	1□	2□	3□	□
75	站立:右足跨越膝盖高度的木棒	0□	1□	2□	3□	□
76	站立:左足跨越膝盖高度的木棒	0□	1□	2□	3□	□
77	站立:跑4.6 m,停止,返回	0□	1□	2□	3□	□
78	站立:右脚踢球	0□	1□	2□	3□	□
79	站立:左脚踢球	0□	1□	2□	3□	□
80	站立:两脚同时跳高30 cm	0□	1□	2□	3□	□
81	站立:两脚同时跳远30 cm	0□	1□	2□	3□	□
82	右足单立:60 cm直径的圆内,右单足跳10次	0□	1□	2□	3□	□
83	左足单立:60 cm直径的圆内,左单足跳10次	0□	1□	2□	3□	□
84	站立:抓扶手上四级台阶,交替性出足	0□	1□	2□	3□	□
85	站立:抓扶手下四级台阶,交替性出足	0□	1□	2□	3□	□
86	站立:单独上四级台阶,交替性出足	0□	1□	2□	3□	□
87	站立:单独下四级台阶,交替性出足	0□	1□	2□	3□	□
88	站在15 cm高的台阶,两足同时跳下	0□	1□	2□	3□	□

三、神经心理发育评定

儿童神经心理发育水平评定是对儿童在感知、运动、语言和心理等过程中的各种能力进行评定,以判断儿童神经心理发育的水平。评定需由经过专门训练的专业人员根据实际需要选用。

1. **筛查性测验** 是用简单的试验项目,在较短时间内把发育可能有问题的儿童从人群中筛查出来,有较高的可信度,但是这种方法不能测出智商和发育商,不能作出精神发育滞后的诊断,包括丹佛发育筛查测验、绘人测验、图片词汇测验。

2. **诊断性测验** 此方法是用周密严谨的方法,其测验项目测出发育商或智龄和智商,但需要时间较长,主试人员必须经过培训。包括格塞尔发育诊断量表、贝利婴儿发育量表、斯坦福—比奈智力量表、韦氏学前及初小儿童智能量表。

3. **适应性行为评定** 用于儿童行为评定的量表种类比较多,可以得出儿童功能损害的严重程度,也可以得出能力的高低;有的可用于筛查,有的可用于诊断,按使用者来分,可由父母、教师、儿童自评及观察者用。包括 Brazeton 新生儿行为评定量表、奥芬巴赫儿童行为筛查量表、儿童人格问卷、婴儿～初中生社会生活能力量表等等。

4. **其他评定** 根据特殊需求,目前较为常用的还有:儿童学习障碍筛查量表、协调运动障碍类的儿童筛查量表、孤独症儿童行为检查量表、克氏孤独症行为量表、艾森克个性问卷、儿童气质量表等。

第三节 婴幼儿期发育

一、生理发育特点

婴幼儿期常指0～6周岁的小儿,包括新生儿期(0～1个月)、1周岁内的婴儿期、幼儿期(1～3周岁)、学龄前期(4～6周岁)4个阶段。婴幼儿的发育总是一个渐进的过程,期间常出现有些功能稍提前或稍滞后发育,完全按照婴幼儿4个阶段的发育顺序不是很现实,也可以说是不科学的。

新生儿时期,由于大脑皮质未发育成熟,神经纤维的髓鞘未完全形成,兴奋很容易泛化,加上新生儿身体的很多系统没有发育成熟,造成新生儿的运动常常是无规律、不协调的,所以常见的新生儿运动是反射性、非随意的肢体活动。婴幼儿期的发育特点非常鲜明,人从出生到学会所有的功能活动可分不同时间段,如完全学会运动能力大概要到6周岁。在此发育期主要介绍运动功能的发育、言语功能的发育、认知功能的发育、心理的发育等。

二、运动功能的发育

(一)粗大运动功能发育

粗大运动(gross motor)发育是指抬头、翻身、坐、爬、站、走、跳等运动发育,是人类最基本的姿势和移动能力的发育。神经系统对姿势和运动的调解是复杂的反射活动。因此,反射发育是婴幼儿粗大运动发育的基础,粗大运动发育主要指反射发育及姿势和运动发育两方面。

1. 反射发育　与婴幼儿粗大运动发育密切相关的反射发育包括原始反射、立直反射和平衡反应,由于种族差别、个体差别、抚养方式的差别等因素,各种原始反射出现和消失的时间在一定范围内可以存在较大差别。以下是各类反射出现与存在时间的一般现象。

原始反射由于新生儿中枢神经系统尚不发达,故手掌、手臂、腿部、口腔在遇到外界刺激时,会自动做出许多无意识的反射动作,直至神经系统成熟,反射动作即被意识控制的行为所取代。原始反射是非条件反射,也是婴儿特有的一过性反射,其中枢位于脊髓、延髓和中脑。有些原始反射是使胎儿得以娩出的动力,是人类初期各种生命现象的基础,也是后来分解运动和随意运动的基础。多于2~6个月内消失(表8-6)。原始反射缺如、减弱、亢进或残存,都是异常的表现。脑瘫患儿原始反射多延迟消失或残存。

表8-6　原始反射出现和存在时间

原始反射	出现及存在时间	对功能发育的影响
觅食反射	0~3个月	帮助婴儿找到乳头的位置
吸吮反射	0~5个月	允许婴儿紧闭嘴唇吸吮,获得营养
抓握反射	0~4个月	形成原始抓握
摩洛反射(拥抱反射)	0~6个月	婴儿自我保护的原始动作,打破原始屈曲动作
放置反射	0~2个月	进行踏步动作,跨越障碍物
自发性踏步反射	0~2个月	基础的步行动作
紧张性迷路反射	0~6个月	头部控制的开始
阳性支撑反射	0~2个月	下肢支撑体重和步行开始动作
非对称性紧张性颈反射	0~6个月	象征新生儿头、手协调的开始
对称性紧张性颈反射	4~12个月	促进新生儿的伸展模式和四点跪
交叉伸展反射	0~4个月	促进正常的协调步态
Babinski阳性	0~6个月或2周岁	象征中枢神经系统的发育状况

2. 姿势和运动发育　新生儿在出生后的1年内可从卧位发育到坐位、跪位、站位,从翻身运动功能发育到功能性坐位、俯爬、步行,1~6周岁提高了步行的质量,学会了上下楼梯,学会了跑、跳等高级的运动功能。人体正常姿势的维持主要靠骨骼结构和各部分肌肉的紧张度,各种因素导致身体骨骼、肌肉等形态结构及功能的变化以及比例不协调,都可导致姿势异常和运动模式的变化。

影响姿势的控制及运动功能协调发育的因素有:①肌力因素,每个姿势及运动的完成都由一组肌群共同协作,都需要4种功能性肌群参与,即原动肌、拮抗肌、固定肌、协同肌。②肌张力因素,正常的肌张力是人体维持各种姿势和运动的基础,由自主控制,可分为静止性肌张力、姿势性肌张力和运动性肌张力。但如果出现肌张力异常,即肌张力异常增高(痉挛)和肌张力异常低下(软瘫),则可导致姿势控制障碍和异常运动。脑性瘫痪常见的肌张力异常是肌张力增高型(痉挛型脑瘫)。③平衡因素,平衡主要是指人体保持体位,在随意运动中不断调整姿势和对外来干扰作出适应性调整姿势。影响平衡的三大系统在姿势及运动的控制中起到至关重要的作用,包括躯体感觉系统、视觉系统和前庭系统。前者主要影响平衡的是浅感觉和深感觉的输入,皮肤的触觉、压觉浅感觉感受器与肌肉肌梭和关节深感觉感受器向大脑皮质输入相应的信号,中枢神经系统控制和调节肌张力、动作的协调性、关节的位置、重心的位置等,从而达到姿势及运动的正常控制。

姿势及运动发育按时间段可分为以下4个阶段:

第一阶段(出生到6个月):仰卧位,新生儿呈生理性屈曲模式,出现阳性支撑,1个月可见旋转颈部跟踪物体,2个月可见双脚交替蹬,4~5个月可以翻身到侧卧位(图8-4),6~7个月可以翻身到俯卧位。在俯卧位,新生儿可见骨盆支撑在床面上,3个月左右可见俯卧位头可以抵抗重力作用直立,且可以左右转动跟物(图8-5),5~6个月可以翻身到仰卧位,6个月可以手支撑,且可以解放另一只手够物。坐位,2个月可见头不能控制,3个月可见头可以部分控制直立,6个月手支撑在前面可以坐在垫子上,偶尔可以躯干直立(图8-6)。

第二阶段(6~12个月):俯卧位,6个月以后婴儿一般不喜欢再仰卧位。俯卧位,头可以全范围背伸在直立位,7个月可以在四点跪位爬行(图8-7)。坐位,7个月获得功能性坐位(图8-8),9个月可以在卧位、坐位、俯爬位间转换体位。站位,10个月可以扶家具在低位重心站立,11个月可以拉双手行走,12个月可以拉一只手步行(图8-9)。

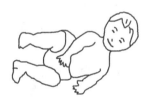
图8-4 第一阶段:翻身

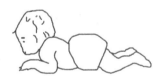
图8-5 第一阶段:俯卧

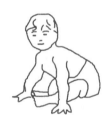
图8-6 第一阶段:坐位

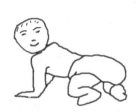
图8-7 第二阶段:俯爬

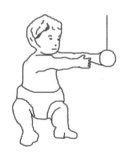
图8-8 第二阶段:功能性坐位

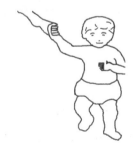
图8-9 第二阶段:行走

第三阶段(1~2周岁):可以蹲着玩玩具(图8-10),独立步行,步行的质量(平衡、协调)提高,可以在坐位、站位等各种体位间转换。

第四阶段(2~3周岁):可以单脚站立、跳跃、踢球等高级运动(图8-11和图8-12)。

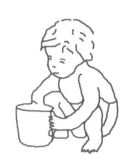 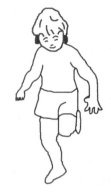 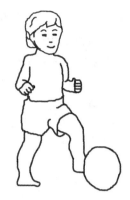

图 8-10　第三阶段:蹲着玩玩具　　图 8-11　第四阶段:跳跃　　图 8-12　第四阶段:踢球

(二)精细运动功能发育

精细运动(fine motor)功能发育是指上肢操作不同形状的物体的能力,主要表现在手的功能,包括精细抓握功能和力量抓握功能。一般婴幼儿在1周岁就可以完成手指精细的功能活动,接下来的几年内完成更加复杂的操作能力(表8-7)。

表 8-7　精细运动功能的发育

精 细 运 动	平均年龄
尺侧抓握反射	3个月
集团抓握反射	6个月
桡侧抓握反射	7个月
侧捏	9个月
近端指腹—指腹	9个月
指腹—指腹	10个月
指尖—指尖	12个月
用笔乱画	1～2周岁
会用筷子、解衣扣	2～3周岁
独立穿衣、写字	4周岁

三、言语功能的发育

言语是人体发育过程中最重要的功能之一。因为言语是人类交流的重要工具和手段,对婴幼儿认知和心理社会功能的发育起着重要作用,对其以后的心理社会功能的发展有着深远而重大的影响。婴幼儿言语的发育又称"语言获得",是指对母语文字符号的理解和获得能力的发育,即主要指儿童对母语口语中听理解和说话能力的发育。从康复医学的角度了解婴幼儿言语功能发育,其意义在于帮助合并言语障碍的脑性瘫痪儿童、精神发育滞后的儿童以及脑损伤患者(各人群)进行言语训练和治疗。

(一) 言语与语言

言语(speech)是指人运用掌握的语言材料,表达思想、进行交流的过程,实际上就是语言在个体之间传递的过程,它既包括听、读等感受和理解的过程,也包括说、写等表达的过程。语言只有通过言语活动才能体现它作为交际、交流工具的职能,而言语也离不开语言这个工具。两者互相联系、密不可分。语言(language)是以词为基本单位、以语法为构造规则而组成的一种符号系统,代表着一定的事物,是由人们为了相互沟通制造出来,并为大家所公认的。语言的基本单位是"词",具有音、形、义3个基本特征。"音"和"形"是词的外在表现形式,"义"则是词的内容,即词所抽象概括的客观事物。语言具有社会性、生成性、结构性和意义性等基本特征,其中社会性和生成性是作为语言的符号系统与其他符号系统的主要区别。

(二) 言语功能发育的生理基础

婴儿听觉系统、发音器官以及中枢神经系统的发育与成熟是婴幼儿言语发生和发展的重要生理基础。

1. **语音听觉系统的发育**　声音是经外耳道撞压鼓膜后,引起中耳3块听小骨的机械振动,诱发耳蜗中淋巴液的振动,由此可使耳蜗中的基膜发生共振,从而引起基膜上的纤毛细胞(听觉系统的感觉细胞)同盖膜冲击,导致纤毛细胞兴奋。这是语音听觉系统的外部传导过程。胎儿在妊娠6～8个月就已有了初步的语音听觉能力。

2. **发音器官的发育**　发音器官在结构和功能上的初步成熟,才使得婴幼儿语音的发生成为可能。婴幼儿的发音器官包括以下几个部分:①呼吸器官,呼吸器官产生的气流是言语发音的原动力,气管、支气管和肺是呼吸器官的主要组成部分。②喉、声带,新生儿的喉是由很薄的软骨组成,位置比成人高3个颈椎,会厌软骨和膈的位置也都比较高,膈肌很不发达。因此,新生儿能够发出声音,但却不能发出音节分明的语音,也就不能说有意义的话。③口腔、鼻腔和咽腔,是声音的3个"共鸣箱",能放大、润饰由声带发出的声音。婴儿的这些部位比较狭窄、短小,因此,发音也就受到严重影响和限制。④牙齿,有人认为婴幼儿出牙与语音发展有一定关系。经观察发现,长出一批牙齿,婴儿就学会一批语音。还有人认为,牙齿的生长给婴儿带来异样的感觉,为排除这种感觉,婴儿才自发地积极发音。⑤舌和唇,双唇和舌头的灵活运动会引起新语音的产生。口腔分泌过多唾液有时也会引起婴儿的自发音。

3. **言语中枢神经系统的发育**　言语活动受大脑皮质的调节和控制,是大脑神经活动整合的结果。某些特殊的言语能力与大脑皮质某个特殊部位有关。研究证明,成人的言语活动与大脑左半球有关,言语的运动中枢是由中央前回下方的Broca区控制的,言语的感觉中枢是由颞上回后部的Wenicke区控制的。这些部位的病变会出现相应的言语障碍。

(三) 婴儿期前言语行为及语言的发生发育

婴幼儿期是人类语言功能发育的关键时期。一般情况下,言语能力的获得标志着婴儿期的结束。在婴儿掌握言语之前,有一个较长的言语发生的准备阶段,称为"前言语阶段(prespeech stage)"。在这一阶段里,婴幼儿的言语知觉能力、发音能力和对语言的理解能力逐步发生发展起来。这些发生在前言语阶段且与言语发生有密切关系的行为统称为婴儿的"前言语行为"。一般地,把从婴儿出生到第一个真正意义上的词产生之前的这一时期划为前言语阶段。

婴儿的第一个词语产生于10~14个月,由于个体之间的差异较大,一般认为0~12个月作为前言语阶段。它可分为3个阶段:①0~3个月为简单发音阶段,此阶段婴儿刚出生就能对声音进行空间定位,能根据声音的频率、强度、持续时间和速度来辨别各种声音的细微差别,2个月左右可表现出对语音和母亲语音的明显偏爱,且大多只对母亲的声音行为作出反应。②4~8个月为连续音节阶段,此时婴儿开始理解言语活动中的某些交往信息,如听到愤怒的语音时往往会突然哭,对友善的语音则往往报之以微笑,咿咿呀呀"说"个不停。6个月时,婴儿能和成人进行"互相模仿"式的"发音游戏",出现重叠性的双音节音,如"mama~a~ma、baba~a~ba",能够鉴别区分并模仿成人所发出的语音,并能够辨别清浊辅音,获得了语言范畴性知觉能力。③9~12个月为说话萌芽阶段,这时的婴儿进入了言语知觉的第三水平,即音位水平阶段。他们已能辨别出其母语中的各种音素,能把听到的各个语音转换为音素,并认识到这些语音所代表的意义。这使得他们能够经常、系统地模仿和学习新的语音,为言语的发生做好了准备。

四、认知功能的发育

(一) 认知功能发育的顺序

人对某一事物的理解过程分为3个阶段:动作表象、映像表象和符号表象。动作表象是指通过感觉感受器(皮肤、肌肉、视觉、听觉)感觉而不能理解,即对外界环境的理解和动作的关系,需要伴随着操作而逐渐理解的阶段。这里理解和动作是不可分割的,随着对物体的操作,加上视觉、听觉的辅助,逐渐进入映像表象阶段,同时伴随着印象、意志和情感的发育,这一阶段是指通过动手操作增加了对事物的感性认识,形成知觉体验,上升为理性认识。这时看见某一物体即能立刻知道是什么东西。然后再将这一理性的认识抽象化,采用言语的形式表达出来,这就进入了认知的第三阶段——符号表象阶段(语言的发育)。这样就可以认识事物的本质,形成概念。

认知发育理论的代表作是皮亚杰的认知发育理论。个体是如何对刺激作出反应呢?这是由于个体原来具有格局来同化某个刺激。个体把刺激纳入原有的格局之内,就好像消化系统吸收营养物一样,这就是所谓同化。由于同化作用,个体于是能对刺激作出反应。同化有3种水平:在物质上,把环境的成分作为养料,同化于体内的形式;感知运动智力,即把自己的行为加以组织;逻辑智力,把经验的内容同化为自己的思想形式。皮亚杰把适应看作智力的本质。通过适应来同化和调节这两种活动以达到相对平衡。

(二) 认知发育的阶段(表8-8)

1. 感知运动阶段(0~2周岁) 此阶段比较重要,对婴幼儿来说,对事物的认识程度,在24个月之内变化之大,此时的认知发育速度最快。这时幼儿能运用某种原初的格局来对待外部客体,能开始协调感知和动作间的活动。但其感知运动的智力还没有运演性质,因为幼儿的活动还没有内化。

2. 前运演阶段(2~6周岁) 此阶段又可分为前符号的思考阶段和直觉的思考阶段。这时儿童开始以符号作为中介来描述外部世界。儿童认识的发展仍有对感知运动经验的依赖性,但大部分是依赖表象的心理活动。当他在实际活动中遇到挫折需加以校正时,他是靠直觉的调整而不是依靠运演。

表 8-8 认知发育的智能阶段

智　　能	平均年龄
无意识、出现觅食反射	0~2 个月
反射动作发育到获得性动作	2~4 个月
看到玩具能判断出其形状	5~8 个月
出现双上肢协调、分化性动作	9~12 个月
知道不同的动作方式会出现不同的结果	13~18 个月
能回想起动作模式,能理解物体的特征	19~24 个月
会根据自己的印象来理解物体和语言	2~4 周岁
可以对事物进行分类,明确事物之间的关系,并能从特殊情况归纳成一般规律	5~7 周岁

五、心理的发育

心理现象是心理活动的表现形式,包括心理过程和个性心理两大类。前者包括认知过程、情绪和情感过程,是心理现象的动态表现形式;后者是指心理过程中表现出来的个性倾向性、个性心理特征及自我意识系统,是心理现象的静态表现形式。两者是相互联系、不可分割的。心理的发育包括 3 个过程:①人体内环境或外界事物的变化作用于人的机体或感受器,经过中枢神经系统的信息加工和处理,引起人对周围事物的感知,并注意周围环境的变化,记忆发生过的事情,思考各类不同的问题,想象未来情景。②人的情感过程,包括喜、怒、哀、乐等。③意志过程,即人们根据既定目标,克服困难,做出努力,并通过行为去处理和改变客观的现实。

具体来说,心理的发育主要包括早期的社会行为,即新生儿对人类声音比较敏感,特别对母亲的声音更为注意,喜欢经常看到的面容,喜欢奶味胜过其他味,还包括注意的发育、记忆的发育、思维的发育、想象的发育、情感的发育、个性和性格的发育等。

第四节　儿童及青春期发育

一、学龄前期的发育

学龄前期(preschool period)一般是指 3~6 周岁的儿童,此期儿童体格发育速度较婴幼儿期慢,处于稳步增长期,而智能的发育更趋完善,求知欲强,能做较高级的活动动作,学会照顾自己,言语和思维能力得到进一步发育。

(一)运动能力的发育

学龄前期儿童身高每年平均增长 5~7 cm,体重每年增长 7~8 kg。肌肉的发育处于不平衡阶段,大肌群发育早,小肌群发育还不完善,且肌力较差,特别容易受损伤。此期运动发育主要特点是跑、跳十分熟练,手部动作笨拙,一些比较精细的动作还不能成功完成(粗大精细运动的发育见表8-2)。

(二) 言语的发育

学龄前期的儿童在实践活动(游戏、学习、自我劳动)进一步复杂化的基础上,在与成人交往的范围日益扩大的情况下,言语能力也随着进一步发展起来。此期言语发育的主要表现在以下4个方面:

1. **语音方面** 声母、韵母的发音随着年龄的增长逐步提高,此期是儿童学习语音的最佳时期。

2. **词汇的数量** 词汇的数量不断增加,内容不断丰富,词类范围不断扩大,主动词汇不断增加。学龄前期儿童词汇的发育可以概括为以下3点:①词汇数量增加,在婴幼儿期词汇发育基础上,学龄前期儿童是词汇数量继续较快增加的一个时期。6周岁较3周岁时增加3~4倍。②词类范围扩大,学龄前期掌握的实词和虚词进一步扩大,并仍以名词和动词占最多数,但名词和动词在各类总词汇中所占比例,随着年龄增长而递减。这说明其他的比例在日渐增加。从总体上看,在实词中数量词仍比较多,虚词所占的比例仍较少。③积极词汇增加,在儿童言语发展过程中,有很多主动词汇,即能理解又能使用的词;也有一些消极词汇(或称被动词汇),即对词义不十分理解,或者虽然有些理解但不能正确使用的词。

学龄前期儿童言语的迅速发育为这个阶段的思维发展提供了基本前提,促进此期的思维不断发展,学龄前期儿童言语发育主要还是口头言语或外部言语占显著地位,这正是决定这个时期思维的具体形象性特点的因素之一。因此在了解学龄前期儿童思维、认知的发育特点之前,有必要先对学龄前期儿童言语发展的状况进行分析。

3. **言语表达能力的发展** 此期的言语表达主要表现在:①各类句子的变化,即表现在简单句和复合句两者之间比例的变化上。②句子的字数进一步增加,采用看图讲述和观察后讲述两种手段。在对我国10个省市3~6周岁学龄前期儿童的句子含词数进行调查,发现3~4周岁以含4~6个词的句子占多数;4~5周岁以含7~10个词的句子占多数;5~6周岁时多数句子含有7~10个词,同时也出现不少于11~16个词的句子。③口头表达能力的顺序性、完整性和逻辑性发育。④连续性表达能力的发育。

4. **内部语言** 从外部语言(有声语言)逐步向内部语言(无声语言)过渡,并有可能初步掌握书面语言。

(三) 认知的发育

学龄前期儿童认知发育属于前运算阶段,其有相对具体性、不可逆性。

1. **观察力的发育** 学龄前期儿童观察力的发育可以分为4个阶段:第一阶段(3周岁),不能接受所给予的观察任务,非随意性起主要作用;第二阶段(3~4周岁),能主动接受任务,主动进行观察,但深刻性、坚持性差;第三阶段(4~5周岁),主动接受观察任务后,开始能坚持一段时间,进行观察;第四阶段(6周岁),主动接受任务后,能不断分解目标,能坚持较长时间,反复进行观察。

2. **注意力的发育** 学龄前期儿童的无意识注意得到了高度的发展,而有意识注意还在逐步形成中。此期儿童的发育,5周岁左右开始能独立控制自己的注意,5~7周岁时能集中注意的平均时间为15分钟左右,3周岁时只注意事物的外部较鲜明的特征,4周岁时开始注意到事物明显的特征、事物之间的关系,5周岁后能够注意事物的内部状况和固定关系。

3. **记忆的发育**　人的回忆能力的发育一般开始于3~4周岁。3周岁儿童可再现几星期前的事,4周岁儿童可再现几个月前的事情。有意识记忆一般在3~4岁出现并逐渐发展起来,5周岁后能运用简单的记忆方法,如重复、联想。

4. **思维的发育**　学龄前期儿童思维的主要特点是它的具体形象以及进行初步抽象概括的可能性。具体形象性的思维是指儿童的思维主要是凭借事物的具体形象和表象,即凭借具体形象的联想来进行的,而不是对事物的内在本质和关系的理解,即凭借概念、判断和推理来进行的。

(四) 个性特征和社会功能的发育

个性是指一个人比较稳定的、具有一定倾向性和各种心理特点或品质的结合,是一个复杂的、多侧面的、多层次的动力结构系统,它主要包括个性倾向性、个性心理特征、自我意识、心理过程和心理状态等方面。人的个性的初步形成,是从学龄前期开始的。学龄前期是个性开始最初实际形成的时期。学龄前期的重要性也正在于此。此期儿童在行为上开始出现可以分辨性别,出现对异性父母的偏爱,即恋母情结或恋父情结。

气质在儿童社会和情绪发育中尤其重要。学龄前期儿童在人际关系、社会行为和个性方面的个体差异比婴幼儿期更明显。有的儿童顺从、易管教;有的则具有高度攻击性、对立、难管教;有的儿童羞怯、退缩;而有的则对人友好、喜欢交往,这些差异不仅与天生的气质有关,还与婴幼儿期形成的依恋类型、父母对儿童的养育方式有关。

二、学龄期的发育

学龄期(school period)一般是指6~12周岁的儿童,此期儿童的发育面临的问题是认知、学习能力的获得和提高。主要指小学阶段的发育。

(一) 运动能力的发育

进入小学阶段,儿童粗大运动的协调性获得了最快的发育。学龄早期,儿童肌肉更发育充分,粗大运动协调性持续发育,功能性运动越来越灵活、熟练。同时体能也在稳步增强,随着运动记忆能力的发育,他们将视觉、听觉信息转化为运动的能力也随之增强,6~7周岁儿童已经能比较好地完成复杂的动作,完成包含有多个步骤或连续性的动作组合。9~10周岁以后的儿童不仅在运动中掌握了更多的技能,而且更具有组织性和合作性,他们普遍能参加有规则的、集体的运动并进行比赛,如跑步、跳远、跳高、游泳和球类等运动。

总体而言,男孩的运动速度和强度好于女孩,女孩的运动柔韧性优于男孩,运动中的性别差异随年龄的增长而变得明显,学龄儿童的运动在速度、强度和协调性上仍未达到青少年和成人的水平,四肢粗大运动协调和手眼协调性尚未达到很好的水平,因此与青少年相比,反应速度和运动速度较慢,动作相对笨拙,投掷不够准确。

(二) 言语的发育

学龄期儿童的言语发育不仅是词汇量的持续增加,正确地使用语句和掌握复杂的语法形态是小学阶段发育的重点。

1. **词汇量的增加**　随着年龄的增长,小学阶段掌握的词汇越来越多,但5周岁以后掌握词汇的增长速度却有所下降,一般6周岁儿童的词汇数量为3 500~4 000个,6~7周岁儿童对数量词的使用较为准确。

2. **句子的准确使用** 在句子的使用上,学龄儿童能使用更长、更为复杂的句子。6周岁出现了"因为"、"为了"、"结果"等说明因果、转折、条件假设的连词,以及"没有……只有……"、"如果……就……"等连词,但是使用连词的句子仅占复合句总数的1/4左右。关联词的使用并不十分确切。7周岁以后能恰当地使用被动语态和条件语句。对句子的理解,6周岁儿童能较好地理解常见的被动语态,并开始理解基本的双重否定句,但对更复杂的双重否定句的理解要到更大年龄,小学阶段开始能从简单的语句中作出推论,理解语句中的隐含意思,但理解能力相对较差。7~8周岁时可以理解让步复合句,9~11周岁时的语言推论能力和理解隐含意思的能力有比较显著的发展。

3. **言语表达能力进一步增强** 儿童进入小学以后,在新的生活环境下,即以学习为主导活动的条件下,言语能力开始得到进一步发展。要求学龄期儿童的口头言语的内容要有严格要求:①要求儿童发音正确。②要求儿童掌握的口头词汇丰富、深刻、精确。③要求儿童的口语表达能力更加完善。④在儿童进入学校后,言语,尤其是书面言语成为儿童专门的学习科目——语文课,要求儿童把言语作为一种专门的学习对象,要求儿童不是自发地而是自觉地掌握母语,也就是要求儿童学会读和写。读和写是言语发展的高级形式,同时也是人类文化延续的必要手段。

(三) 认知的发育

1. **思维的发展** 学龄期的儿童逐步从具体形象思维为主要形式过渡到抽象概念思维为主要形式。儿童进入小学后,经过学习,概念逐步得到发展,不仅表现在概念本身的充实和改造上,而且还表现在概念系统的掌握,即掌握有关概念之间的区别和联系。儿童掌握概念系统的过程,即学习系统知识的过程,使儿童的智力活动从孤立、片面日益向精确、全面而系统的方向发展。

2. **注意力的发育** 进入小学后有意识注意逐渐发展,且能控制自己的注意,注意具有更高选择性和目的性。一般来说,5~7周岁儿童能集中注意力的平均时间为15分钟左右,7~10周岁为20分钟,10~12周岁为25分钟左右,12周岁以后为30分钟。

3. **观察力的发育** 学龄期儿童观察能力的发育表现为下列4个阶段:

第一阶段,即认识个别对象阶段,只看到各个对象,或各个对象之间的一个方面。

第二阶段,即认识空间联系阶段,可能看到各个对象之间能直接感知的空间联系。

第三阶段,即认识因果联系阶段,可以认识对象之间不能直接感知到的因果联系。

第四阶段,即认识对象总体阶段,能从意义上完整地把握对象总体,理解图画主题。

4. **记忆力的发育** 记忆是认知活动的仓库,同时也是思维的材料,然而记忆水平又决定于思维的特点。学龄儿童的记忆中,也能体现出其具体运算思维的特点来。记忆的发育特点:有意识记忆逐渐占主导地位,理解记忆逐渐占优势,对抽象记忆的材料积累逐渐增多。复述是默默地或出声地重复。自发性地应用复述,5周岁儿童仅占10%,7周岁儿童占50%以上,10岁儿童占85%。

(四) 个性特征和社会功能的发育

1. **自我意识** 自我意识的发展过程是个体不断社会化的过程。自我意识的成熟往往标志着人格的基本形成。自我意识在整个小学阶段不断发展,从小学一年级到三年级的上升幅度最大,三年级到五年级处于平稳阶段,以后又再次上升。高年级儿童自我意识更加细腻,开始了解自己的内在特征,思考"我是谁",分析自己的优点和缺点、长处和短处。自我意识包含自我概念、自我评价与自我体验等几个方面,自我体验是在前两者的基础上形成的对自我的情绪感受。

2. 社会认知和社会关系　社会认知是学龄期儿童开始对他人进行描述和评价,但是6～7周岁时还主要是对他人外部显著特点的描述,例如姓名、身高、学习成绩好坏等。评价也很笼统,如经常用"好人"或"坏人"来评价一个人,8周岁开始逐渐用行为特征、心理特点、价值和态度等抽象词汇评价他人。

社会关系是儿童进入学校阶段学习和认识到的,他们的社会交往范围更广,丰富的知识与经验也促进其更为有意识地与周围的人进行交往。对他们而言,与父母的交往仍然是其社会关系中的重要方面。另一方面,同学关系、师生关系对其生活、发展也有极其重要的影响。

三、青春期的发育

青春期(adolescence)是由儿童发展到成人的过渡时期,目前国内外一般将青春期的年龄范围定为10～20周岁,女孩的青春期开始和结束年龄都比男孩早2年左右。从体格发育开始,到骨骼完全发育、身体停止生长、性发育成熟而结束。这一时期人体在形态、功能、内分泌及心理、行为等方面都发生着巨大的变化。

(一) 青春期的生理发育特点

青春期体格发育有4个特点:①生长突增。进入青春期,在神经内分泌作用下,身体迅速生长,出现生长突增。突增开始的年龄女孩比男孩早2年左右。女孩在9～11岁,男孩在11～13岁。在生长突增过程中,出现的身高增高峰值及出现突增高峰的年龄男孩与女孩也不一样,男孩的突增高峰值为6.8～13.2 cm/年,女孩为6.1～10.2 cm/年;突增高峰的年龄男孩为11.5～15.5周岁,女孩为9.7～14.0周岁。②青春期各部位发育时间及发育速度不同。一般情况下,肢体生长早于躯干;脚长最先加速增长,也最早停止增长,脚长加速增长6个月后,小腿开始增长,然后是大腿;上肢突增稍晚于下肢,其顺序是手—前臂—上臂;最后是躯干生长。③男、女孩在进入青春期后身体各部位出现一系列变化,使得男、女孩具有不同的体型:男孩较高,肩部较宽,肌肉发达结实;而女孩较矮,臀部较宽,身材丰满。造成这种现象的原因是由于身高、体脂及体重的差异所致。④骨骼发育是体格发育的重要组成部分,人体许多形态指标的大小都取决于骨骼的发育状况。

伴随着体格发育,青春期的呼吸、循环、消化、代谢、造血、免疫、运动等各种生理功能也发生着明显的变化。一般以心肺功能、肌力和运动能力反映功能发育状况。

(二) 青春期性的发育

青春期的内分泌变化是下丘脑—垂体—性腺轴的迅速发育及其功能的充分发挥,它是此期神经内分泌变化的核心。与性发育相关的内分泌变化开始于青春期生理特征出现之前,在下丘脑—垂体—性腺轴发育成熟前约2年,肾上腺皮质分泌的性激素开始增多。

1. 男性青春期的性发育　①生殖器官发育:男性生殖器官分内外两部分。前者包括睾丸、输精卵和前列腺等附属腺,后者包括阴囊和阴茎,男性青春期性发育个体差异比较大,但各指征出现顺序大致相似。睾丸发育最早,一年后阴茎开始发育,与此同时身高出现突增。青春期前睾丸比较小,单侧容积仅1～2 ml,仅稍大于婴儿期。睾丸开始增大的平均年龄为11.5周岁,只比女性乳房开始发育年龄晚0.5～1周岁,其后体积逐渐增大,15周岁时平均容积约13.5 ml,18～20周岁时达15～25 ml。阴茎开始增大的年龄约比睾丸迟0.5～1年,平均12.5岁开始突增,2～3年内即从青春期前的5 cm左右增至青春后期的12～13 cm。②性功能的发育:随着睾丸的发育,生育功能开始成熟。首次遗精是男性青春期生育功能开始成熟的重要标志之一,一般发生在12～18周岁,最早12.1周岁,最晚17.3周岁。③第二性征的发育:主要表现为阴毛、腋毛、胡须等毛发改变,变声、喉结出现等。阴毛一般在11～12周岁出现,12～13周岁出现腋毛,13～14周岁长出胡须,额部发际后移,脸型轮廓从童年型向成年型改变。随着雄性激素水平增高,喉结增大、声带变厚、变长。一般13周岁后变声。大多数男孩18周岁前完成所有第二性征发育。

2. 女性青春期的性发育　①女性性器官的发育,卵巢从8～10周岁起发育加速,重量从6～10周岁时的1.9 g增至11～15周岁时的4 g左右,18～20周岁达8.3 g。初潮来临时卵巢仍未发育成熟,重量仅为成人的30%左右。②性功能发育,女性性功能最重要的标志是月经初潮。③第二性征发育,主要是乳房、阴毛和腋毛的发育。乳房的发育是女孩进入青春期的第一特征,平均开始于11周岁。

(三) 青春期的心理社会特征

青春期处于情绪不稳定的时期,遇事容易冲动,缺乏理智和自我控制能力,而且知识与经验不足,判断事物往往感情色彩太浓,分不清主次,情绪偏激,常常因一些无足轻重的小事不顺心而感情冲动。

青春期的心理活动往往处于矛盾状态,其表现有如下几个方面:

1. 性生理与性心理的矛盾　性发育的成熟必然带来异性间强烈的相互吸引,但他们往往有两种截然不同的表现:①故意疏远、排斥异性;②"纸条式恋爱"和朦胧"狂热初恋",带有鲜明的好奇、模仿成分。

2. 独立性和依赖性的矛盾　青春期的思维虽然已经以抽象逻辑思维为主要形式,但水平还比较低,仍处于从经验型向理论型的过渡时期,虽然喜欢独立思考,喜欢争论,不墨守成规,但由于缺乏社会经验,知识积累不足,思考问题往往表现为单纯幼稚,因而导致分析问题,以及在处理生活、学习时遇到的问题时仍带有很大的依赖性。

3. 情绪与感情的矛盾　少年思维敏捷,精力充沛,勇于拼搏,但自我控制能力不足,缺乏坚强的意志和顽强的毅力。一旦在学校、社会挨了批评,遇到挫折,或遭受打击时,往往缺乏思想准备,就很容易产生心灰意冷、悲观失望或厌世情绪。

4. 理想与现实的矛盾　青少年追求前途,富有理想,但往往知识贫乏,缺乏辨别是非的能力,对一些不正确的宣传、不健康的思想缺乏分析批判能力,结果以是为诈,以非为是。

5. 闭锁性与社会交往的矛盾　青少年由于对自我的积极关注,使其心理活动更多的是指向自己的内心世界,易产生更多的自我内在体验,加之青少年独立性和自尊心的发展,使他们不愿意向别人分享自己内心的秘密。

总之,青春期少年面临着多种矛盾的困扰,感情是比较脆弱的。当遇到社会环境的消极影响(比如腐败现象、犯罪率升高、影视片和书籍中的黄色及暴力等),教育方式不当,人际关系不协调等,就很容易产生焦虑、忧郁、恐惧、自卑、多疑、嫉妒等异常心理。

第五节 成年期发育

一、青年期的发育

青年期是生理功能发育成熟期,认知功能以及人格的特性也获得了极大的发展。青年期一般是指18～22周岁。此期的青年人面临着学业、就业及恋爱等一系列现实问题,导致各种心理矛盾,能否妥善地解决这些矛盾,就会减少许多心理的矛盾。

(一) 青年期心理发育特点

(1) 男性和女性都有良好的生育能力。

(2) 青年期的人可以承担较繁重的体力和脑力劳动,能为自我和社会做出贡献,此期的学业成就以及其他方面的能力可展现无疑。

(3) 青年期的自身抵抗力强,而且能主动用各种方法增强体质。

(4) 身体内在生理功能良好,心血管功能和肺功能以及其他各个系统的功能均处于最佳状态。

(5) 面部皮肤滋润,头发乌黑浓密,骨骼发育坚韧,肌肉发育丰满。

(二) 青年期心理发育特征

1. **认知发育** 青年期认知发育的核心是思维的发育,具体表现为逻辑性强,具备独立思维能力,以及批判性和创造性,对事物有独特见解,喜欢怀疑和争论。青年期的人喜欢探讨人生的理想、价值、意义等方面的问题,对人生观、价值观、世界观等问题感兴趣。

2. **自我意识的确立** 主要表现在:①越来越多的讨论理想、信念、价值观、人生观等问题,开始把注意力集中在自己的内心世界上,表现出明显的闭锁性;②第二次心理是青少年步入成年所必需的心理现象;③同一感的形成,主要是对自己的认识程度的发育,经常会想自己是谁? 在社会上的地位如何? 将来应该成为什么样的人?

3. **情绪敏感、不稳定** 青年期,在和社会接触增多而产生了大量的内心体验,使得年轻人的情绪、情感不断分化,并表现出敏感而不稳定的特征,对事物的反应时而热情奔放,时而郁闷消沉。

4. **人格的逐渐形成** 青年人与外界接触,在知识学习和经验积累的同时,接受社会化的过程中,不断调整自己的行为方式,形成对客观事物稳定的态度,完成了自身社会化和形成自我的人格特征。

5. **性心理不断成熟** 由于性器官的发育成熟,对异性会产生好奇、好感,青年人渴望对性的了解,强化了自己的性别角色。此外,在外界环境的参与下,个体逐渐形成自己的行为观念,包括性行为、性道德、性伦理、性文化等的认识和态度,还包括恋爱观和婚姻观。

6. **择业的困惑** 个体为了生存和发展,就必须在社会中担任一定角色,也就是选择自己的职业。青年期是择业的最关键时期,他们在择业过程中常表现出一些共同的心理特征,主要表现在理想与现实的脱离、情感矛盾和意志的摆动三个方面。

二、中年期的发育

成年期是从22～60或65岁人生跨度最长的时期,此期又可分为成年早期(22～35岁)、成年中期(35～50岁)以及成年后期(50～60或65岁)。按照WHO 1991年提出关于划分年龄期的标准,中年期一般指45～60岁的人群。其中,中年后期,即进入老年期前的一段过渡时期又称更年期。而按照我国的传统习惯,中年期一般是指35～55岁。

中年期是人一生中最成熟、精力最充沛、工作能力最强的阶段,这个时期的社会人群是整个社会的中坚力量。此期的身心健康状况不仅影响其本人与家庭的幸福,同时也会给事业带来巨大的影响。充分了解中年时期的生理、心理特点,随时解决所出现的身心问题是中年人健康的主要课题。

(一)中年期生理发育特点

经过青年期和成年早期的生理功能发育成熟后,进入中年期,人体的各个系统、器官和组织的生理功能便开始从完全的成熟逐渐走向衰退。一般认为,30岁以后的个体,其生理功能的衰退平均每年以1‰左右的速度递增。由于组织器官的功能开始衰退,患各种疾病的可能性也随之增加。

1. 心脑血管系统　心脑血管系统功能的衰退主要表现在由于动脉硬化,血管壁的弹性下降、心搏输出量的降低、血压的自我调节能力减弱;同时脂质代谢功能降低、胆固醇的浓度有所增长。这些因素都可促使中年人发生心脑血管系统的动脉粥样硬化,使心脏、脑或其他重要器官的供血不足,导致心绞痛、心肌梗死、猝死、脑卒中等疾病的发生。

2. 消化系统　由于生长发育已经成熟和机体新陈代谢的功能变得缓慢,对营养物质的需求相对减少,而出现消化功能降低,表现为胃酸、胃蛋白酶的分泌以及其他消化腺的分泌逐渐减少,使胃的消化功能逐渐下降。

3. 呼吸系统　呼吸系统功能的减退表现为肺组织的弹性开始下降,肺活量减小,肺泡和细支气管的直径开始增粗。

4. 内分泌系统　各种内分泌激素的分泌功能开始减退而引起相应的疾病,如因胰岛素分泌的异常引起血糖异常增高,性激素分泌的减少可导致性欲减退。中年后期可出现内分泌紊乱而导致更年期综合征。

5. 免疫系统　中年期主要表现为免疫系统功能整体水平的下降,即在体液免疫方面和细胞免疫方面的功能开始下降。

(二)中年期心理发育特征

人在中年期后,生理功能逐渐衰退,而心理功能则处于持续发展和相对稳定的阶段,此期是个体心理能力最成熟的时期。但心理能力的状况也因人而异,与个体的个性心理,如理想、信念、世界观、人生观和性格等因素有关。只有积极进取、正确认识社会与自我,勇于探索和不畏艰险者,才能保持心理上的健康发展。中年期心理特点表现在以下几个方面:

1. 智力发展的不平衡　知识的积累和思维能力都达到了较高的水平,主要表现为观察能力、认识能力,特别是在意义识记能力以及逻辑思维、联想推理和综合分析能力方面。善于联想、善于分析、善于总结规律并做出理智的判断,有独立的见解和独立的解决问题的能力。因此,中年期是易出成果、事业成功的主要阶段。然而,与人体本身系统(神经系统)的发展相联系的智力水平,如机械性记忆、快速反应能力、注意力等,则会呈下滑趋势。

2. 情绪稳定、心理平衡　中年期体力和精力、感知和记忆以及反应速度等方面虽然比青年人有所下降,但仍然是较为稳定的。性格和情绪的稳定较为突出。与青年期和成年早期相比,更善于调控自己的情绪,决定自己的言行,有所为和有所不为,较少冲动性。

3. 个性成熟、特点鲜明　中年期是自我与社会相互作用、自我走上成熟的过程。在几十年的时间中,个体经历了自我意识的确立、改造、再完善的漫长社会化过程,个性逐步成熟起来,且呈现出独特个性,这有助于个体排除干扰、坚定信念。以自己特有的行为方式和态度体系建立人际关系、适应社会环境、完成工作任务及追求自己的人生目标。

4. 意志坚定、自我意识明确　中年期的自我意识明确,对自己的能力、地位、才识等有较客观的认识和评价,并能根据自己和社会的要求支配和调节自己的言行。因此,在实现人生目标的道路上,一方面有勇往直前的精神,百折不挠、坚韧不拔的坚强意志;另一方面,又能理智地调整目标和选择实现目标的方式。

5. 多种角色、心理冲突增多　中年人是社会的中坚,他们可同时扮演多种社会角色。中年期是一生中价值体验的最佳时期,是人一生中社会责任和家庭责任最重的时期。诸多的社会角色,反映在中年人心理活动中,很容易引起各种心理冲突,形成有碍其心身健康的多种心理问题。

三、老年期的发育

人体衰老本身是一种退行性改变,可因环境和自身因素(如疾病)而提前,但从另一个方面看,这种退变也是人体发育的一个组成部分,即人向着衰老方向发展。

通常按我国干部退休年龄,男性60岁、女性55岁算老年期为宜。但各国规定的老年期的年龄不尽相同。有的为男性75岁、女性70岁以后称老年;有的为男性50岁、女性45岁以后称老年。也有的为65岁以后进入老年期。世界各国对衰老的年龄在逐渐推迟,我国老年医学以45~59岁为"初老期",60~79岁为"老年期",80岁以上为长寿期。

(一) 老年期生理特点

人的生存是依赖于机体各器官正常的生理功能,各器官衰老是人类不可抗拒的自然规律。表现为人须发由黑变白或脱落,颜面部皱纹增多,皮肤松弛及色素沉着,眼睑下垂,耳聋眼花,牙齿脱落,脊柱弯曲,步态缓慢,反应迟钝等。以下对人体各器官的衰老变化分别加以概述。

1. 神经系统　老年人神经系统逐渐走向衰退,在解剖、生理上都会发生明显的改变。脑、脊髓、自主神经及周围神经都可发生体积上萎缩性变化,神经细胞数量减少及神经纤维数量减少,影响其生理功能。①成人脑的平均重量为1 400 g左右。随着年龄的增长,脑的重量逐渐减轻,神经细胞逐渐减少。60~70岁减轻约5%,70~80岁减轻约10%,到90岁时减轻约20%。一般60岁以前重量就已经开始减轻。②脊髓在30岁左右重量最大,以后逐渐减轻,脊髓后索后根及后索的Goill束的变化随增龄而明显。神经细胞除数量减少外,其形态学也发生改变。由于感觉器官的生理性感觉衰退,脊髓神经及脑干传导系统也衰退,尤其是突触的传导亦发生障碍,故中枢神经系统受很大影响,作出反应的能力也降低。

③随着老年人的自主神经系统本身的退行性变及各脏器细胞数量的减少、萎缩,其功能也相应降低。④周围神经纤维及感觉器官的细胞数亦减少。检查脑神经可发现嗅觉、味觉减退,瞳孔缩小,眼的会聚受限,瞳孔对光反应缓慢。

2. 五官　人的眼、耳、鼻、咽、喉随着各部位细胞、组织、器官逐渐从生长、发育、成熟走向衰退、老化而死亡。40岁以后人五官逐渐由衰退走向老化,在形态、解剖、生理功能各方面发生渐进性减退,老年人的视、听、嗅觉生理功能都有不同程度的下降。

3. 心血管系统　心脏随着年龄的增长,心脏的内膜及瓣膜增厚、变硬和钙化。心肌细胞间质内出现纤维组织变性或淀粉样变。心肌细胞质内脂褐素颗粒增多。其颜色亦有改变,呈深褐色。心肌细胞和传导纤维的数量也减少,钙和镁离子含量减低,酶的活性下降,使心肌收缩力减弱,排出血量降低。营养心脏的冠状动脉发生硬化和管腔狭窄,导致心肌的血液灌注量减少。人随着年龄的增长、寿命的延长,血管(其中主要是动脉的结构和功能)也逐渐发生变化,出现"动脉粥样硬化"的病变。

4. 呼吸系统　老年人肺脏明显萎缩,重量减轻,体积缩小,肺泡壁薄弱,肺泡扩大。支气管黏膜萎缩,纤毛的活动减弱。由于肺弹性明显低下,渐渐呈弛缓状态,沿气道纵行的弹性纤维增多,纤维束变粗、肥大,对气道肌肉萎缩起代偿作用。加上老年人由于骨质疏松、脊柱变形、胸椎后凸,又由于胸骨及肋骨钙质减少,肋软骨钙化,脊柱侧凸畸形而改变,胸廓的前后径增大,横径缩小,使得保护肺脏的胸廓发生改变;又由于胸壁肌肉萎缩、呼吸肌收缩力下降,使得呼吸动度减弱。

胸廓的改变,肺脏的老化,其生理功能也发生变化;肺活量下降,而残气量增加;肺弹性回缩力减弱,气管的阻力增加;肺泡换气不足,氧气吸入减少,动脉氧分压低;呼吸道防御功能降低,对外界气候变化抵抗能力减弱,咳嗽无力,呼吸道内的异物和痰清除困难,易患呼吸系统疾病。

5. 运动系统　运动系统由肌肉、骨骼和关节三部分组成。

(1) 肌肉　肌细胞内水分减少,细胞间液体增加,肌肉失去弹性,因而功能减退。肌肉组织有脂肪和纤维组织生长,个别生长特别明显,使肌肉假性肥大、效率降低,且易疲劳;同时肌纤维横截面积变小,肌力随年龄增加而下降。一般来说,男子55岁的握力为16~45岁平均值的86%,65岁则为80%。老年人的神经肌肉兴奋性降低,有时在紧张的肌肉活动时可频发短暂的中断现象。另外,老年人神经内的传导速度降低,如尺神经内的传导速度,20~30岁的人大约为每秒7.5 m,而80~90岁的人为每秒5.2 m。肌电图亦可见到与年龄有关的重要变化。

(2) 骨骼　随着老龄化的影响,骨骼中有机物质如骨胶原、骨黏蛋白等均会减少,而无机盐如碳酸钙与硫酸钙等却增加。青年人骨中含无机盐约50%,中年人含约62%,到老年人则达80%。老年人可发生骨质退行性变,正常椎体松质骨的密度约为0.22,但随着年龄增长而减少,到70~80岁时,约减少一半。骨密度降到0.15时,临床上常可以诊断为骨质疏松症。

(3) 关节　关节随年龄增大而退变,关节软骨、滑膜等均可发生退变。关节软骨退变时,维持关节润滑和营养很重要的水分将由80%减少到75%,亲水性的黏多糖也减少到60%。与此相反,胶原则由26%增加到59%。滑膜退变时,滑膜萎缩变薄,表面的皱折和绒毛增多,滑膜细胞的细胞质减少,纤维增多,基质减少,滑膜的代谢功能减弱。滑膜下层的弹力纤维和胶原纤维均随退变而增多,因此滑膜表面和毛细血管的距离扩大,引起循环障碍。

6. 消化系统　人体生长发育及能量供应来源于食物中的糖、蛋白质和脂肪。食物要经过机械和化学消化后才能被机体吸收利用。老年人消化系统解剖结构及生理功能的衰退,对其健康及寿命带来一定的影响。消化系统广义来说应包括口腔、食道、胃、肠、肝、胆、脾、胰。

7. 泌尿系统　老年人肾脏是泌尿系统的器官,每个肾的重量为120～150 g,由100～150万个肾单位组成。随着年龄的增长,肾单位的数量逐渐减少,肾脏的重量减轻,60岁减轻10%,70～80岁减轻25%左右,体积也随之缩小。40岁以前肾脏血流一般正常,以后每10年约减少10%。老年人膀胱肌层萎缩变薄、纤维组织增生、容量减少、收缩力减弱,排尿速度缓慢。大脑排尿中枢功能衰退,可使膀胱收缩失调。男性老年人常伴有前列腺肥大,使排尿困难。

8. 生殖系统　男性老年期以后睾丸逐渐萎缩、变小,生精功能减弱,精液中精子数可下降50%,80岁以后下降至10%,故无生育能力。老年期妇女可细分为更年期、老年期和长寿期3个阶段。更年期最突出的表现是月经逐渐停止而绝经,年龄在45～64岁,是卵巢功能由衰退到消失的时期,绝经前后为内分泌环境的异常变动时期。老年期年龄为65～75岁,全身所有内分泌功能普遍低落,卵巢分泌功能消失,生殖器官逐渐全面萎缩。

9. 皮肤、黏膜　皮肤、黏膜是人体的最大器官,是护卫人体的屏障。损伤后会给外界细菌、病毒、微生物进入人体提供通道。皮肤、黏膜的衰退是老年人的必然过程,不但影响老年人的形象,而且也影响老年人的身体功能。

(二) 老年期的心理社会特征

1. 心理行为反应　①老年人情绪趋向不稳定,易兴奋、激惹,喜欢唠叨,常与人争论。②感知觉功能随年龄的增长而发生退行性变化,表现为视力下降、听力衰退、味觉也减退。③研究发现,老年人的记忆并非全面衰退,他们的初级记忆保持较好,次级记忆减退明显。此外,老年人依赖于生理结构的学习能力(如近记忆力、敏捷性及反应速度等)随年老而逐渐衰退,与文化知识经验有关的后天获得的能力,如知识广度、综合判断、推理能力等保持良好,通常认为在七八十岁以后才略有减退。④老年人的智力结构不能以成年期的为依据而往后类推,也不是量上的"衰退过程",应该看成是个"变化过程",更应该理解为一个"生长过程"。将65岁和90岁的老年人智力测验结果绘制成智力曲线显示,曲线不是单调地降低,在70岁初期和80岁期间出现了高原现象。因此,所谓"老年人智力下降"是量上的比较,是以与成人智力同质的假定为依据而得出的结论,所以还不能说明这是老年人智力的"真相"。由于智力测验的结果受其施行条件的影响很大,特别在老年人更是这样。必须考虑老年人独特的"智力影响因素",即学历差异、身体状况和职业差异。⑤老年人的性格基本上是稳定不变的,也即有较强的对传统习惯、作风的保持性。同时,表现为保守、固执和顽强。在生活中,常表现为容易怀旧,做事周到有条理,处事沉稳、谨慎。虽反应欠灵活、思维较缓慢,但经验丰富,对事物的判断准确,因此,老年人经常表现出沉默或多言。由于以自我为中心,常常影响人际关系,乃至夫妻感情。⑥对于老年人的价值观与生死观,老年人常以能否自我料理日常生活或给予别人帮助为生存的价值,一旦患病,自身价值感会受到挫折而烦躁不安,陷于自责和责备别人的困惑中。

2. **家庭社会因素的影响** 老龄期遇到的问题主要有家庭、社会保障、意外事故等,包括老年夫妻关系问题及再婚,社会角色的转换,经济与社会保障以及生活应激事件(包括疾病、丧偶)。

3. **老年人心理的维护** 有针对性地做好老年人的心理卫生工作,对于提高老年人的生活质量,使其安度晚年,至关重要。所以,为了提高老年人的心理健康,应该做到:①增强社会适应是保持心理健康的前提;②加强脑体活动是延缓心理衰老的关键;③改善家庭关系是维持心情愉悦的保证。

思 考 题

一、选择题

1. 下面关于生长发育错误的是(　　)
   A. 由头到尾　　　　　　　　　　　B. 由近端到远端
   C. 由粗大运动到精细运动　　　　　D. 由静态的控制到动态的控制
   E. 下肢先于上肢

2. 中年期心理发育特征不包括(　　)
   A. 智力发展的不平衡　　　　　　　B. 情绪稳定、心理平衡
   C. 个性不成熟　　　　　　　　　　D. 意志坚定、自我意识明确
   E. 多种角色、心理冲突增多

3. 儿童言语连续性的发育主要在哪个阶段(　　)
   A. 婴幼儿阶段　　B. 学龄前阶段　　C. 儿童及青春期　　D. 青年期
   E. 中年期

4. 下面属于婴幼儿精细运动功能发育的是(　　)
   A. 抬头　　　　　B. 翻身　　　　　C. 坐　　　　　　D. 站
   E. 侧捏

5. 下面不属于脑性瘫痪的表现是(　　)
   A. 运动功能发育滞后　　　　　　　B. 姿势异常
   C. 认知功能障碍　　　　　　　　　D. 肌张力异常
   E. 反射发育异常

6. 下面不是老年期的心理社会的特征是(　　)
   A. 心理行为反应
   B. 家庭社会因素的影响
   C. 老年人心理的维护
   D. 老年人情绪趋向不稳定,易兴奋、激惹,喜欢唠叨
   E. 对性的要求增强

7. 老年期生理特点表现下面说法不正确的是(　　)
   A. 神经系统的衰退　　　　　　　　B. 五官的衰退
   C. 心血管系统的衰退　　　　　　　D. 肌肉饱满
   E. 呼吸系统的衰退

8. 目前国内外一般将青春期的年龄范围定为( )
   A．10～16岁　　　B．12～16岁　　　C．16～20岁　　　D．10～20岁
   E．18～22岁

9. 人体发音器官的发育不包括( )
   A．呼吸器官　　　B．喉、声带　　　C．牙齿　　　D．舌和唇
   E．心脏

10. GMFM粗大运动功能评定量表不包括( )
   A．卧位和翻身　　B．对指功能　　　C．爬和跪　　　D．站立
   E．步行、跑、跳

11. 下面不属于精细运动功能发育的是( )
   A．尺侧抓握反射　　　　　　　　　B．桡侧抓握反射
   C．坐位平衡　　　　　　　　　　　D．近端指腹—指腹
   E．指尖—指尖

12. 会说自己的名字和性别是从几岁开始( )
   A．1岁　　　　　B．3岁　　　　　C．5～6岁　　　D．4～11个月
   E．4岁

13. 对母亲声音有反应是从什么时候开始( )
   A．6个月　　　　B．4个月　　　　C．2个月　　　　D．2岁
   E．2个月

14. 婴幼儿觅食反射出现及存在时间( )
   A．0～3个月　　　B．0～5个月　　　C．0～6个月　　　D．0～4个月
   E．4～12个月

15. 下面不属于出生前后病因且难以早期发现的发育障碍的异常发育是( )
   A．先天性进行性肌营养不良　　　　B．染色体异常
   C．代谢异常　　　　　　　　　　　D．先天性感染以及早产
   E．臂丛神经损伤

二、简答题

1. 怎样理解人体发育与成熟的概念？
2. 详述人体精细运动的发育阶段？
3. 儿童言语发育障碍的表现有哪些？
4. 简述中年人的生理发育特点？
5. 简述学龄期的认知能力的发育？
6. 简述"言语"和"语言"的区别？
7. 简述青年期心理发育特征？
8. 简述婴幼儿粗大运动的发育与时间段的关系？

参考答案：
选择题1～15题：ECCEC　EDDEB　CDAAE

主要参考文献

1. 廖鸿石主编.康复医学理论与实践.上海:上海科技出版社,2001
2. 卓大宏主编.中国康复医学(第2版).北京:华夏出版社,2003
3. 南登昆主编.康复医学(第4版).北京:人民卫生出版社,2008
4. 王宁华主编.康复医学概论.北京:人民卫生出版社,2008
5. 吴弦光编著.康复医学导论.北京:华夏出版社,2003
6. 顾建安主编.康复医学(第4版).北京:科学出版社,2008
7. 〔美〕克鲁逊主编.南登昆等编译.克氏康复医学.湖南:湖南科学技术出版社,1990
8. 卓大宏主编.中国残疾预防学.北京:华夏出版社,1998
9. WHO. ICF 国际功能、残疾和健康分类.世界卫生组织,日内瓦.2001
10. 纪树荣著.康复治疗师的培养及资格认定之探讨.中国康复理论与实践,2004.10(2):66~67
11. 赵悌尊主编.社区康复学.北京:华夏出版社,2005
12. 全国残疾人康复工作办公室.社区康复工作上岗培训教材.北京:华夏出版社,2006
13. 南登昆,郭正成主编.康复医学临床指南.北京:科学出版社,2000
14. 江钟立主编.人体发育学.北京:华夏出版社,2005
15. 李晓捷主编.人体发育学.北京:人民卫生出版社,2008
16. 孟莉,徐建平主编.发展心理学.北京:中国医药科技出版社,2005
17. 庞丽娟,李辉主编.婴儿心理学.杭州:浙江教育出版社,2003
18. 季成叶主编.儿童少年卫生学.北京:北京大学医学出版社,2006
19. 夏晓萍主编.老年护理学.北京:人民教育出版社,2004[5]
20. 邱卓英,董红,吴弦光.新国际残疾分类系统研究.中国康复,1999. Vol. 14
21. 南登昆,缪鸿石.康复医学.北京:人民卫生出版社,1992
22. 王玉龙.康复评定.北京:人民卫生出版社,2000
23. 于兑生,恽晓平.运动疗法与作业疗法.北京:华夏出版社,2002

图书在版编目(CIP)数据

康复医学概论/杨毅主编. —上海:复旦大学出版社,2009.7(2020.12 重印)
卫生职业教育康复治疗技术专业教材
ISBN 978-7-309-06621-0

Ⅰ.康… Ⅱ.杨… Ⅲ.康复医学-专业学校-教材 Ⅳ. R49

中国版本图书馆 CIP 数据核字(2009)第 067340 号

康复医学概论
杨　毅　主编
责任编辑/肖　英

复旦大学出版社有限公司出版发行
上海市国权路 579 号　邮编:200433
网址: fupnet@fudanpress.com　http://www.fudanpress.com
门市零售: 86-21-65102580　　团体订购: 86-21-65104505
外埠邮购: 86-21-65642846　　出版部电话: 86-21-65642845
大丰市科星印刷有限责任公司

开本 787 × 1092　1/16　印张 9.25　字数 225 千
2020 年 12 月第 1 版第 5 次印刷
印数 9 901—11 500

ISBN 978-7-309-06621-0/R · 1085
定价: 17.00 元

如有印装质量问题,请向复旦大学出版社有限公司出版部调换。
版权所有　　侵权必究